獨寵女人的中醫天然食療祕方

胡維勤 著

前言 Foreword

記得紅樓夢裡有句話：「女兒是水做的骨肉，男人是泥作的骨肉。」這不僅暗指男人與女人天生就有所不同，也似乎正因為這「水」實在太過多變與不穩定，使我們女人的身心總是需要更多的呵護及照顧。

女人在一生中總是有許多不方便的小毛病，像是每個月都會來臨的好朋友，可能在不經意間就會變成壞朋友；青春期裡隨手攜帶的鏡子，讓我們不時注意著臉上冒出的痘痘；忙碌且久坐的辦公室工作不僅造成黑眼圈加深，也使得我們開始為褲子的尺寸擔心；甚至面對即將來臨的更年期，更讓我們開始為不同於以往變化的身心狀況感到憂慮且害怕。

因此，從古到今，針對女人所開發的保養和保健商品，實在是層出不窮，不管是美白、抗皺、消脂、去痘、調經等，只要是對自身有所幫助的商品出現在我們眼前，就使我們抵抗不了誘惑，期望能仰賴這些商品，讓自己變得更漂亮、更健康。

但是，我們是否想過，這些號稱純天然、無化學添加物的產品是否誠實可靠，而我們又是否能看得懂產品背後的成分表呢！？

中醫的傳統經典像是《黃帝內經》、《本草綱目》、《神農本草經》等，流傳至今已過了數千年，中間不知道經過多少代人的人體實驗，相較之下，這些化學產品從研發到上市也不過寥寥數年，我們不能說這些產品可能會傷害到身體，但我們能肯定地說，比起這些只經過幾年實驗就上市的化學產品，那些我們自行挑選與處理的食材或藥材，才是真正令人安心的良方。

在歷經了多次食安風暴，我們戳破了很多名不符實的商品，像是布丁裡面沒有蛋、水果軟糖裡沒有水果等，難道我們還要將身體交給這些完全不知道怎麼生產的保養品或保健食品嗎？

在這個人心不古的時代，要想讓身體能無負擔的吸收營養，就該親手打造一個令人安心的環境，從使用自己挑選出來的食材開始，才能造就健康、安心的食療祕方，讓身心漸入佳境，達到調養體質的重要作用。

抗痘化妝水、美白乳液、抗皺凝膠……等，保養不需要那麼麻煩，想讓皮膚白皙，不讓痘痘出現，自製的海藻面膜可以做到，薏仁甘草面膜甚至能去痘不留痕。每個月壞朋友來訪時，也不要急著吞食止痛藥，先利用紅酒燉蘋果舒解經痛，因為經期而感到情緒低落時就泡杯玫瑰花茶。

自己調養並沒有那麼複雜，中醫知識也不是那麼困難，本書幫助大家總結了女人在生活中常遇到的各種問題與煩惱，並提供比保養品、保健食品，更令人安心無負擔的食療祕方與穴位按摩，讓自己親手打造健康生活。

目錄
Contents

上篇
容顏不老的終極密碼

氣血充盈，女人青春永駐 010
- 漂亮女人，不可百日無糖 012
- 要想不顯老，每日三顆棗 016
- 龍眼，媲美人參的佳果 020
- 阿膠，女人的補血良藥 024
- 當歸調血，女人要藥 029
- 黃耆做藥膳，益氣又養顏 034
- 益氣防感冒，喝點「參棗湯」 038
- 「四物湯」，婦科養血第一方 041

2 Chapter

五臟調和，美麗由內而外 045
- 一碗「養心粥」，喝出好睡眠 047
- 以心補心，善補女人心 050
- 養肝補血，食療加按摩 054
- 疏肝理氣，喝點花草茶 059
- 常喝「參苓粥」，健脾又養胃 064
- 投其所好，讓肺臟更健康 067

・辨清類型，幫妳遠離腎虛 073
・搓腰眼按穴位，簡單有效巧養腎 077

3 Chapter 特殊時期，給予特別關照 081
・經期情緒低落，泡杯玫瑰花茶 082
・紅酒燉蘋果，緩解痛經有奇效 085
・月經不調，多吃絲瓜可調理 088
・祛除血寒，艾葉生薑煮雞蛋 092
・韭糖飲，製作簡單溫經補氣 096
・益母草，不可多得的女人草 099
・暖宮操，有助於擺脫「宮寒」 103
・更年期「臟躁」，試試甘麥大棗湯 106
・更年期不用怕，代代雙仁茶來幫忙 109

4 Chapter 妙治小恙，做個健康美人 112
・桂花檸檬水，唇齒留香告別口臭 113
・大蒜加陳醋，治療灰指甲 116
・甘草芝麻油，讓妳告別「主婦手」 119
・四款小偏方，輕鬆除牙垢 122
・馬齒莧煎水，改善皮膚過敏 125
・慢性咽炎，試試玄麥甘桔茶 128
・肩膀疼痛，擦點花椒食鹽酒 131
・敷蔥白糊，改善過敏性鼻炎 135

下 篇

中醫老偏方，衰老問題一掃光

膚如凝脂的不老偏方 140

- 洗米水洗臉，洗出白皙肌膚 141
- 香菇水療，讓妳遠離肌膚乾燥 144
- 麥冬烏梅茶，水潤肌膚好方法 147
- 曬傷敷優酪乳，防曬吃番茄 151
- 茯苓養顏方，利水、美白效果佳 154
- 自製海藻面膜，使肌膚如水般柔滑 158
- 內服外用，做個美麗的「豆腐西施」 162
- 白醋護膚，「醋」美人也不錯 166
- 洗面如玉膏，褒姒的美容祕方 170

6 Chapter

祛斑除皺的不老偏方 173

- 薏仁甘草面膜，祛痘不留痕 174
- 消斑美白湯，戰勝頑固黃褐斑 178
- 生薑蜂蜜水，有效祛除老年斑 181
- 珍珠粉面膜，「草莓鼻」的剋星 184
- 蘆薈功效多，祛痘消炎又美白 187
- 紅薯做面膜，讓肌膚脫胎換骨 190
- 三款小偏方，清熱利溼不長痘 193
- 雞蛋美容法，慈禧太后也說好 198
- 毛孔粗大，試試葡萄紅酒面膜 202

7 Chapter 明眸烏髮的不老偏方 205
・馬鈴薯片、蔬菜汁，去除「熊貓眼」 206
・菊花加米飯，能夠消除黑眼圈 210
・瓜果、茶包敷眼，輕鬆去眼袋 213
・核桃黑芝麻糊，養氣血滋秀髮 217
・脫髮不用愁，學會洗頭和梳頭 220
・側柏葉生髮液，讓妳告別脫髮 223
・旱蓮草烏髮，古人讚不絕口 226
・首烏芝麻糊，令妳白髮轉黑 230
・敲敲膽經，敲出健康好秀髮 233
・頭髮乾枯，試著抹點芝麻油 236

8 Chapter 減肥去脂的不老偏方 240
・黑木耳粉減肥，讓胖妞變美女 241
・荷葉減肥茶，喝出窈窕好身材 244
・多吃不怕胖，健康減肥玉米餐 248
・來杯大麥茶，邊喝邊瘦不是夢 252
・白蘿蔔減肥法，輕鬆吃掉贅肉 255
・搓揉面部，緊緻妳的「胖胖臉」 260
・告別「大象腿」，勻稱妳的雙腿 263
・吃得少卻很胖，按摩四穴解煩惱 266

Appendix 紅顏不老的小偏方・精選・速查 270

上篇
容顏不老的
終極密碼

chapter 1 氣血充盈，女人青春永駐

中國最早的醫典《黃帝內經》中說：「人之所有者，血與氣耳。」意思是說，人之所以能維持生命和健康，是因為體內有氣血在正常運行。倘若一個人身體裡的氣血虧虛，無論是血虛還是氣虛，抑或氣血兩虛，那麼，他的身體健康就會令人擔憂。

「血」是人體最寶貴的物質之一，它內養臟腑，外養皮毛筋骨，負責維持人體各臟腑組織的正常機能活動。女人務必要注意養血，因為女人的月經、胎孕、產育及哺乳等生理特點皆易耗損血液。女人一旦血虛，隨之而來的就是面色憔悴、蒼白無力、頭暈眼花、心悸失眠、手足發麻、脈細無力等問題。

「氣」則被視為構成人體和維持人體生命活動的最基本物質。人體的「正氣」有促進生長發育、保衛身體及抵抗疾病侵襲的生理功能。氣虛的女人體形消瘦或偏胖，身體容易疲倦，全身乏力，還伴有面色蒼白，說話聲音低微，稍微活動就易出汗、心悸等問題。

此外，細心的人會發現，氣和血總是被放在一起來說，這是因為「氣血同源」、「氣能生血」、「血為氣之母」、「氣為血之帥」。氣和血就如同一對形影不離的好朋友，也是一對不可分離的好搭檔。血屬陰，天性好靜，靜悄悄地滋潤和濡養著整個身體世界；氣屬陽，天性好動，每天都在不停地運轉，從而推動血液在人體經脈中不停地循環流動。

總之，對於女人來說，「氣血乃生命之本」，「氣血充盈方為

美」。氣血虧虛，則女人氣色差、易生病、人衰老；只有氣血充盈，女人才能健康、美麗、幸福。

漂亮女人，不可百日無糖

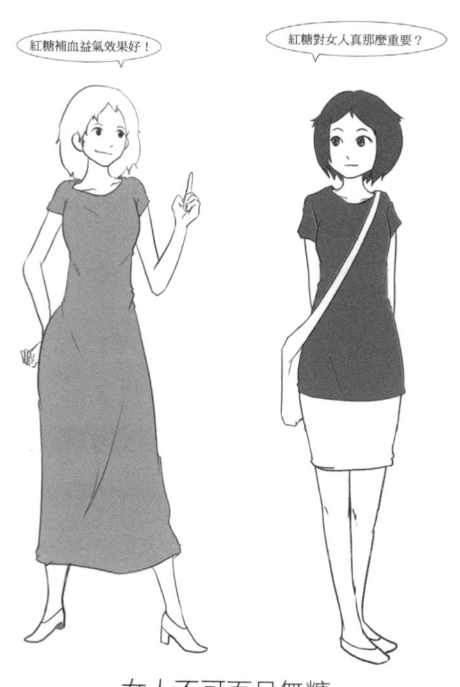

女人不可百日無糖

中國人的審美觀具有典型的東方色彩。拿皮膚來說，西方人以白為美，中國人也說一白遮三醜，不過只是白還不夠，白的最高境界是白裡透紅。如果一個女人皮膚很白，卻只是蒼白，那麼她頂多算個病美人，美得有些勉強，人們不會在意她的美麗，心裡留下的只有疾病、營養不良等負面詞語。

靜茹就是這樣一個病美人，人長得漂亮，白白淨淨透出一股淡雅的氣韻，只是精神不好，臉色蒼白，沒有年輕人的健康活力，一副鬱鬱寡歡的樣子。她來找我是為了解決痛經的問題。經過診斷，我發現她屬於寒性痛經，面色無華也是身體裡的氣血在作怪。

靜茹一臉擔心地問我是否需要吃很多苦藥，她最怕吃藥了。我笑著告訴她：「不想吃藥就喝湯吧！」她忙問：「什麼湯這麼神奇，真的能治好我的病嗎？」

這個神奇的湯叫「**山楂桂枝紅糖湯**」，原料普通，做法簡單。

山楂桂枝紅糖湯

1. 取 15 克山楂肉、5 克桂枝及 2 碗清水，放入砂鍋中。
2. 小火煎至只剩下 1 碗水，再放入 30 克紅糖（實在害怕藥味也可以多放點紅糖，不超過 50 克即可）繼續至煮沸即可。

山楂活血化瘀，桂枝溫經止痛，紅糖補血益氣，三者同煮可以有效緩解寒性痛經，良好的補血益氣效果對於面色蒼白也有很好的改善作用。

我還告訴靜茹，用來治療感冒的生薑紅糖水也可以改善她的經痛。

生薑紅糖水

準備 15 克生薑、30 克紅糖，放入鍋中煮沸，也可以直接放入杯中用開水沖泡當茶喝。

平時可以適量喝些紅糖水，一天不超過 30 克就好，慢慢地，經痛的毛病就會消失。

過了三個月，靜茹來感謝我。這一次，我看到了一個真正的陽光美人，皮膚白裡透紅，滿臉的朝氣蓬勃，渾身散發的都是健康自信的美。她喜滋滋地告訴我，不僅經痛不見了，臉色變健康了，皮膚變得比以前更加光滑、細膩了，胃口也越來越好。

男人不可百日無薑，女人則不可百日無糖，這裡的糖指的是紅糖。紅糖屬於粗製糖，它保留了甘蔗中的大部分營養成分，性溫、味甘甜，可益氣養血、活血化瘀、健脾暖胃，各個年齡層的女性朋友都適合食用。很多女性朋友月經期間會出現經痛的煩惱，腹部墜脹不適，喝些溫熱的紅糖水可以有效改善；產婦吃紅糖有助於排除惡露，補充身體流失的鐵元素；更年期的女性朋友經常為皮膚粗糙、長斑而煩惱，紅糖可以改善這些皮膚問題，幫妳留住水嫩、白皙的容顏；年老體弱的女性朋友適量吃些紅糖，有排毒、活血、通便的作用，延緩機體老化。

既然紅糖補血益氣的效果這麼好，是不是每個人都適合吃呢？紅糖「溫而補之，溫而通之，溫而散之」，屬於溫補食材，因此，大多數人都可以放心食用，不過陰虛內熱、糖尿病患者除外，以免加重體質的偏頗、誘發血糖升高或波動。

貼心小補帖

有些人認為日本的黑糖較有功效，其實它本質上仍是紅糖，只是製糖時間更長，以致呈現出近似黑色的紅褐色，食療功效與紅糖無異，因此，不必花更貴的價錢去購買。普通的國產紅糖食療效果就很好。

要想不顯老，每日三顆棗

我家的紅棗絕對純天然！
這紅棗不會是催熟的吧？

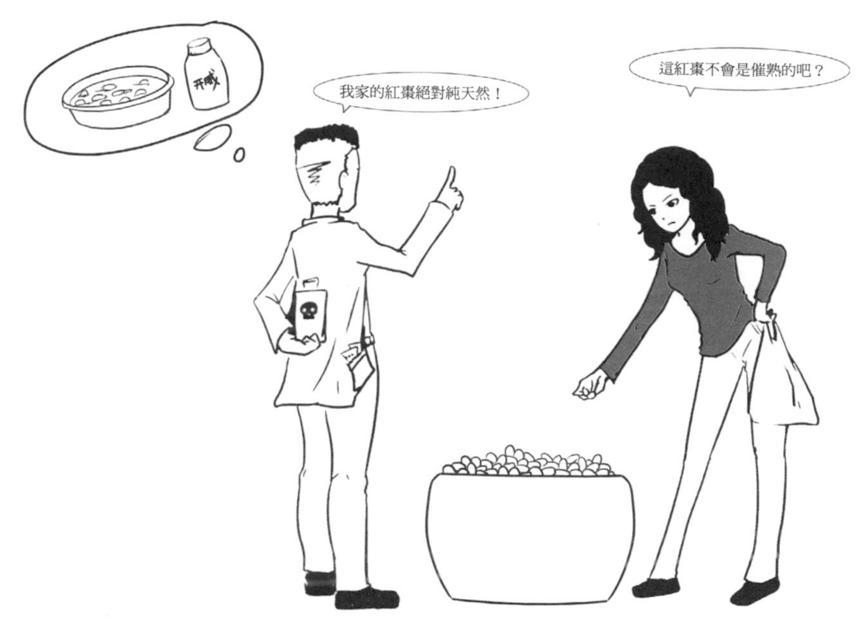

催熟的棗較大顆、口感差、易腐爛

大棗，又名紅棗，自古以來便被譽為「五果之王」（桃、李、梅、杏、棗），歷代醫家對其推崇備至，很多醫學典籍都有記載。如《本草綱目》中記載：「棗味甘、性溫，能補中益氣、養血生津。」《本草備要》指出：「（棗）補中益氣，滋脾土，潤心肺，調榮衛，緩陰血，生津液，悅顏色，通九竅，助十二經，和百藥。」說到棗，不禁使我想起一個傳說。

相傳，隋朝大業年間，有一個名叫素兒的姑娘，模樣清秀可人，正值二八年華，待字閨中，上門求親者絡繹不絕。父母正滿心歡喜要給素兒挑選一位如意郎君時，不料素兒竟患上了一種怪病——面色蒼白，渾身長瘡，還散發出陣陣陳腐的氣味。父母雖然傾盡家財，為素兒四處求醫，但始終未能治癒。那些求親的人一個個散去，再也沒人願意登門。素兒整日哭泣，心灰意冷，為了不再拖累父母，她屢次輕生，未果。一位外出雲遊的高僧聽聞此事，被其孝心感動。於是，精心挑選了上好紅棗，與桂枝心、松樹皮、白瓜子一同研成粉末，製成「棗蜜丸」，送去給素兒服用。三個月後，奇跡發生了。素兒不僅身體康復，還變得面色如花、美豔異常。

傳說是否真實不得而知，但紅棗確實是一種可以益氣健脾、養血安神、美容養顏的好食材。現代醫學證實，紅棗除含有大量糖類、有機酸、蛋白質、胡蘿蔔素及鈣、鐵、磷等多種元素，還含有大量的維他命。可以說，一顆紅棗就是一粒「天然維他命」，對於美容抗衰來說大有裨益。這也正是為什麼人們常說「要想不顯老，每日三顆棗」的原因。

記得幾年前，我曾遇到一個 26 歲的女孩。她說：「自從半年前我患了一次病後，感覺身體大不如前，容易疲勞，時常感冒，胃口也差了很多。因此，想找您幫忙調理一下。」

我見女孩面色無華，精氣神也不像其他年輕人那樣充沛。想來她是由於病後調養不當，脾胃虛弱、氣血虧虛所致。閒聊中，我得知女孩是山東泰安人，於是便問：「山東泰安的棗很有名，妳愛吃棗嗎？」女孩回答說：「我自小就不喜歡吃棗！」我笑了笑說：「棗可是好東西，最有利於病後補養。為了身體健康，如果妳願意的話，可以回去多買點紅棗放著，每天當零食吃幾顆或泡茶喝。用不了多久，妳的身體就會有所改善。」接著，我還為女孩推薦了幾款紅棗健康養顏小偏方。

紅棗養顏湯

1. 將 10 顆去核紅棗、10 粒洗淨的枸杞子、100 克洗淨撕成小塊的泡發木耳一起放入鍋中。
2. 加 400 毫升清水大火煮沸，改小火燉至棗熟即可。

功效　益氣養血、健脾養胃、潤肺止咳、美白養顏。

紅棗蜂蜜茶

1. 將 30 顆去核紅棗與適量冰糖一起放入鍋中。
2. 加 300 毫升清水，大火煮沸，改小火燉至棗熟。
3. 將棗撈出，搗成棗泥，加入適量蜂蜜拌勻，等涼後裝入乾淨玻璃瓶中，每次飲用時取一小勺，用溫水沖服。

功效　益氣養血、滋補五臟。

當歸紅棗茶

1. 將 60 顆紅棗去核切開，100 克當歸切成薄片，分成 10 份，分別裝入 10 個紗布袋中。
2. 每次取一袋，用沸水沖泡 10 分鐘即可飲用。

功效　健脾補胃、益氣養血、潤腸通便、美容養顏。

果然，兩個多月後，我再見到那個女孩時，她面色紅潤、精神抖擻，開心地說：「我現在感覺好了很多，吃飯也香了！」

其實，不僅是病後體虛、氣血不足的女性朋友要適當多吃紅棗，身體健康的一般女性，也可以在自己的飲食中加入一些紅棗，不僅可以益氣養血，還能美容養顏。不過紅棗雖好，也不宜過量食用，一般以每天小棗 10 顆、中等大的棗 5～6 顆、大紅棗 3～4 顆為宜。此外，紅棗能助溼生熱，因此，痰濁偏盛、腹部脹滿、舌苔厚膩的人切忌多吃，肥胖病人與糖尿病患者也不可多食。

貼心小補帖

食欲不振、消化不良的女性朋友，可以取 10 顆炒焦的紅棗、10 克橘皮一起放入杯中，加沸水沖泡 10 分鐘，代茶飲用。

龍眼，媲美人參的佳果

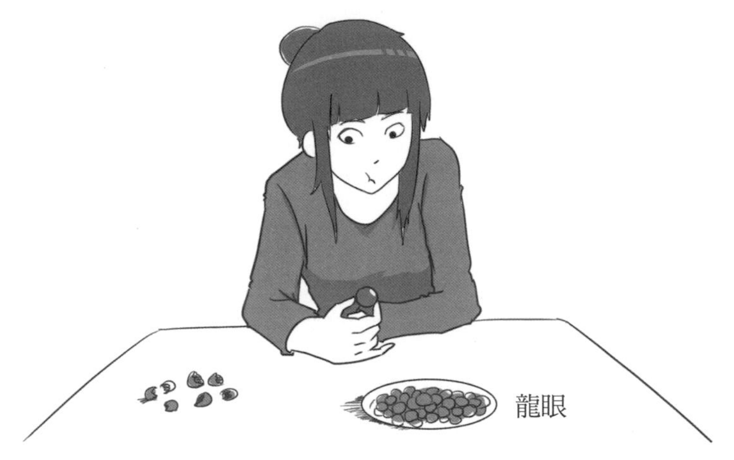

龍眼吃太多，會上火、流鼻血

龍眼，俗稱桂圓，是中國南方的一種名貴特產，歷史上素有「南桂圓，北人參」之說，其滋補效果可見一斑。在中國民間流傳著一個「龍眼治病」的傳說：古時候，江南某地有一個樂善好施的錢員外，年過半百才有了一個兒子，對他非常疼愛，取名錢福祿。不料，小福祿因為先天不足，長得又瘦又矮，還經常生病。錢員外為此遍訪名醫，但小福祿的身體狀況卻一直未能得到改善。

一天，一位雲遊名醫對錢員外說：「令郎的這種情況，可能要吃東海邊的龍眼才能好轉。」錢員外不解，那人解釋說：「傳說，哪吒打死東海龍王三太子後，把龍眼挖了出來，送給一個身體瘦弱、常年患病的孩子吃。自從吃了龍眼後，那孩子的身體變得強壯起來，再也沒有得過病，活了一百多歲。他去世後，墳頭上長出一棵大樹，樹上結滿了像龍眼一樣的果子。當地人吃完果肉後，用果核種樹。如今，東海海邊有很多龍眼樹，而當地人因為常吃龍眼，所以大都身強體健，很少生病。」

錢員外聽後大喜，立即派人去東海邊採摘了很多龍眼，每天讓小福祿吃一些。幾個月後，小福祿的身體果真好了起來。

故事中的龍眼，就是我前面所說的可以媲美人參的滋補佳果。其實早在漢朝時，龍眼就已作為藥用。在《神農本草經》、《本草綱目》等著名藥典裡，都記載著龍眼味甘、性溫，具有補血益氣、補脾益胃、補心安神等功效。至今，龍眼依舊是一味補氣養血的好食材。

現代醫學證實，龍眼含有糖、蛋白質、多種維他命及礦物質等營養成分。我曾多次建議氣血不足導致脾胃虛弱、食欲不振、體虛乏力、失眠健忘、驚悸不安的女性朋友，日常生活中適當吃些龍眼，以補益氣血、美容養顏。

翻開我的日常工作筆記，上面清楚地記錄著以下幾款有關龍眼的健康偏方。

代參膏

1. 取龍眼肉 30 克，去核洗淨，放入碗中。
2. 加白糖少許，一起蒸至稠膏狀，分兩次沸水沖服。

功效　補氣養血等功效，適合身體瘦弱、年老體弱者食用。

桂圓紅糖糯米粥

1. 取糯米 50 克洗淨，加清水適量煮粥。

2. 糯米開花後，加入 30 克龍眼肉、15 克紅糖繼續燉煮 15 分鐘即可。

功效 益氣養血、健脾補心，還能益智、安神、潤膚、抗衰老。

龍眼蓮薏美膚粥

1. 取 100 克薏仁米洗淨，用清水浸泡一夜。
2. 與 10 顆龍眼肉、30 克蓮子一起加適量清水煮粥。
3. 待粥熟後稍涼，加適量蜂蜜調味即可。

功效 補氣血、健脾胃、養心腎、美肌膚等功效，尤其適合面色無華、皮膚粗糙、有皺紋者食用。

心脾雙補湯

將龍眼肉 15 克、蓮子 30 克、紅棗 10 粒一起加水煎煮。

功效 補脾養心，適合心脾兩虛、食欲不振、心悸盜汗者食用。

龍眼豬心湯

1. 豬心半個洗淨切片，與 10 粒龍眼肉、5 克枸杞子一起放入砂鍋。
2. 加適量清水燉煮，待豬心爛熟後加鹽調味即可。

功效 補養氣血、寧心補腎、益智安神、潤膚美容等功效，適合氣血不足、失眠多夢、健忘、神經衰弱、驚悸不安及更年期女性食用。

其實，有關龍眼的滋補方劑還有很多。如用龍眼肉 9 克、花生米 15 克煎湯，具有良好的滋補效果；用龍眼肉 9 克、酸棗仁 9 克、芡實 15 克煎湯，睡前服，具有改善失眠的功效；龍眼肉 14 克、生薑 3 片加適量水煎煮，可輔助治療脾虛泄瀉。

當然，龍眼雖好，但也不可過量食用，以免助火，導致鼻子出血。一般來說，以每日不超過 15 克為宜。此外，孕婦忌食龍眼，而患有外感實邪、痰飲脹滿者也要禁食。

貼心小補帖

因思慮過度而引起的失眠多夢、健忘、心慌心跳、頭暈、乏力、胃口不好等症狀，中醫認為是心脾兩虛、氣血不足，治療的方法是補益心脾，龍眼恰好具有這種功效，只需用 30 克龍眼肉煎水服，便有良好療效。

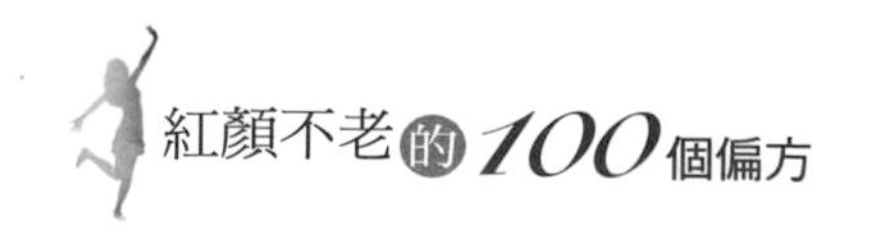

阿膠，女人的補血良藥

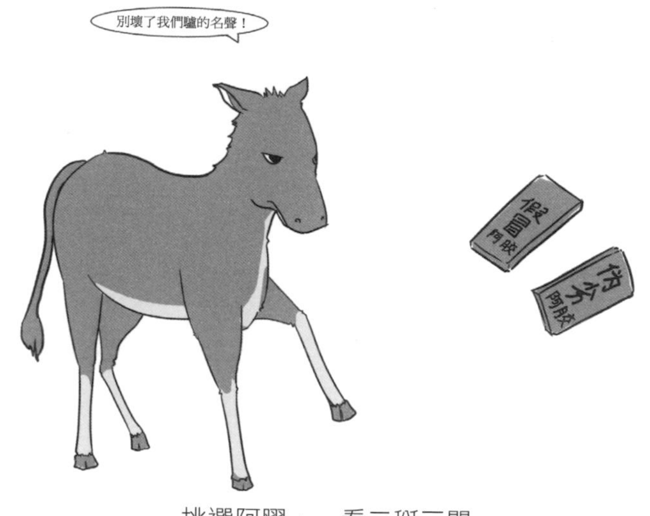

挑選阿膠，一看二掰三聞

唐代詩人白居易在《長恨歌》中寫道：「春寒賜浴華清池，溫泉水滑洗凝脂。」「凝脂」是說楊貴妃的皮膚非常細嫩光滑。那麼，她為何擁有令眾多女性羨慕的肌膚呢？唐代詩人肖行澡一語道破天機：「暗服阿膠不肯道，卻說生來為君容。」為了使肌膚細膩光滑，楊貴妃每天都吃阿膠。

阿膠在中國已有兩千多年的歷史，與人參、鹿茸並稱「滋補三寶」。其實，最早製作阿膠的原料不是驢皮而是牛皮，秦漢時期著名的醫藥學著作《神農本草經》中記載：「煮牛皮作之。」阿膠富含動物膠、氮、明膠蛋白、鈣、硫等礦物質和多種氨基酸，具有補血止血、滋陰潤肺等功效，特別是補血的效果甚為顯著。

我有一位 70 多歲的長輩，她腳步輕盈、耳聰目明、面色紅潤。她曾跟我說：「我非常喜歡跳舞，幾乎每天晚上都要到廣場上跳一會兒。」見我有些驚訝，她微笑著說：「我身體很好，許多比我年輕很多的人都趕不上我。即使一連跳上一個小時的舞，我也不會氣喘吁吁。」

我問她是如何保養的，是不是身體一直都這麼好？她說：「不是啊！我年輕的時候身體不是太好，不僅貧血，還總愛生病，尤其是生了兩個孩子後，身體就更差了。那時候，我還不滿 30 歲，卻面黃肌瘦，常常頭暈眼花，甚至有人說我像是快 50 歲了。後來，一次偶然的機會，我吃了幾盒阿膠，身體感覺好了很多，面色有些紅潤了，頭也不那麼暈了。所以這些年來，我一直持續吃阿膠。」

我的這位長輩最喜歡的就是用阿膠煮粥。

阿膠粥

1. 將 10 克阿膠搗碎備用；100 克大米洗淨，放入鍋中。
2. 加適量清水煮粥，粥熟後加阿膠繼續煮 2 分鐘即可。也可以加適量紅糖調味。

功效 養顏、嫩膚、補血、潤肺。

其實，「阿膠粥」並非我的這位長輩首創，醫學典籍中早就有此記載。「阿膠粥」常被用來治療血虛、出血及虛勞咳嗽等病症，對於愛美的女性來說，經常食用還可使肌膚變得光澤紅潤。此外，阿膠還常有以下妙方應用。

阿膠雞蛋湯

1. 將阿膠 5～10 克搗碎，用開水化開。
2. 雞蛋調勻後加入阿膠液煮成蛋花，適量蜂蜜調味即可。

功效　每日晨起服用，可治療陰血不足、胎動不安、煩躁不寧、虛勞咳嗽等。

阿膠參棗湯

1. 將阿膠 15 克、紅參 10 克、紅棗 10 顆一起放於碗內。
2. 加 300 毫升清水，蓋好，隔水蒸 1 小時即可。分兩次食參喝湯。

功效　適用於氣血兩虛、頭暈心慌、出血過多引起的貧血。

阿膠養顏方

1. 取川芎、黨參、黃耆、當歸各 10 克，與 2 個雞蛋同煮 15 分鐘。
2. 撈出雞蛋，剝去外殼，放入鍋中，加入 10 克阿膠，繼續煮 5 分鐘即可。

功效　睡前或清晨起床後服用，具有美容養顏、延緩衰老等功效。

阿膠美容羹

1. 將阿膠 250 克搗碎，放入帶蓋的湯盆中，加黃酒 250 毫升，浸泡 1～2 天。
2. 取冰糖 200 克，加清水 250 毫升，化成冰糖水，倒入泡軟的阿膠中，加蓋，隔水蒸 1～2 小時至完全溶化。
3. 將炒香的 250 克黑芝麻、250 克核桃仁放入，繼續蒸 1 小時，攪拌成羹狀。
4. 取出容器，放冷，存放在冰箱內。

功效 每天早晚各一匙用溫水沖服，具有養血補血、益氣生津、烏髮養髮、美容養顏等功效。

阿膠性質比較平和，且藥食兩用，是適合女性長期服用的一種滋養補品。因此，只要服用後沒有不適感，經常服用阿膠就是一個很好的養生習慣。不過，在患有感冒、腹瀉、消化不良或月經來潮時，應暫停服用。

貼心小補帖

如何挑選純正的阿膠？

一看外觀：真品阿膠呈棕褐色或棕黑色，形狀平整，表面光滑有光澤，對光看時邊緣是半透明的；假阿膠通常呈烏黑色，沒有光澤，表面不平滑甚至有凹洞。

二用手掰：真品阿膠質地脆硬，掰時不會彎曲，容易斷裂，斷面沒有孔隙；而假阿膠質地不脆、易彎曲、不易折斷，斷面黏膩，有時有小孔。

三聞氣味：真品阿膠有輕微的豆油香味，感覺清香微甜；假阿膠則有濃郁的腥臭味。

貼心小補帖

阿膠與核桃、芝麻收膏食用，具有較好的美容養顏功效。

核桃與阿膠搭配，與慈禧太后有很大關係。《清宮敘聞》記載：「西太后愛食胡桃阿膠膏，故老年皮膚滑膩，不現垂老之色。」

而更早的淵源則出在民間祕方，人稱阿膠美容羹、貴妃美容膏，其配方除了核桃、阿膠，還有黑芝麻、黃酒及冰糖。據說，此方由唐代楊貴妃所創，常服可以養血潤膚、烏髮。

當歸調血，女人要藥

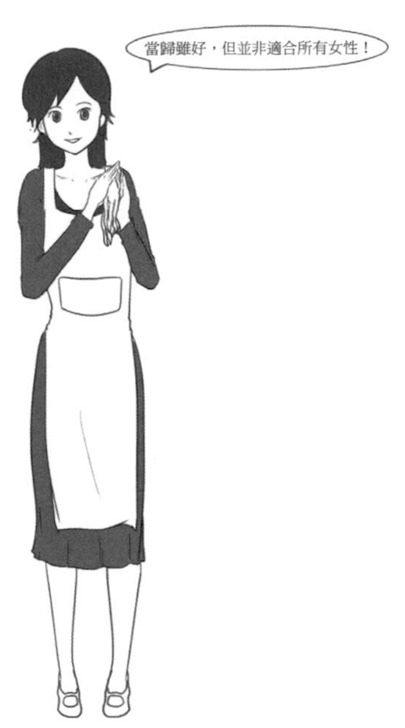

月經過多、有出血傾向、陰虛內熱、大便溏泄者不宜

從古至今流傳著許多嵌有中藥名字的對聯，諧音有趣，對仗工整。我尤其喜歡那句「當歸方寸地，獨活人世間」，對聯中嵌著兩味藥名，寓意深遠。每每念及當歸，都不禁使我想起那個「當歸不歸」的淒美傳說。

古時候，甘肅秦州有個名叫李緣的小夥子，他與母親及妻子相依為命。一天，李緣聽人說：「高山峻嶺中奇花異草、藥材遍地，但進山危險重重，無人敢去。」李緣決定隻身前往。臨行前，李緣與母親、妻子相約：「若三年不歸，定死山中，愛妻可另嫁他人。」李緣一去三年，杳無音信。妻子整日憂傷，血虛氣損，面色蒼白，衣帶漸寬。老母親見三年已過，兒子未歸，生活艱難，只好勸兒媳改嫁。誰知妻子剛剛改嫁，李緣便匆匆歸來，知道愛妻已嫁他人，痛苦萬分。兩人相見，抱頭痛哭。臨別前，李緣將一筐歷經千辛萬苦採集來的草藥贈送給前妻。從此，每當想念李緣時，前妻就生食筐中草藥，不想病體日漸康復，面色也漸漸紅潤起來。於是，後人將此草藥取名為「當歸」。

當歸自被發現以來，便與女人結下了不解之緣，其調血、養血、活血功效顯著，是重要的婦科良藥之一，故中醫婦科處方裡有「十方九歸」之說。《本草綱目》中記載：「當歸調血，為女人要藥。」

現代醫學證實，當歸中不僅含有揮發油、葉酸、氨基酸、多種維他命等營養物質，還含有鈣、鎂、鋅、鉀、硒等元素。當歸的臨床應用非常廣泛，不僅可入煎劑，還可入膏、丹、丸、散及酒劑。我曾經給患者推薦過以下幾款當歸妙方。

當歸補血湯

1. 當歸 6 克、黃耆 30 克一起放入砂鍋中。
2. 加清水適量煮 30 分鐘，取汁飲用。

功效　每日 1 劑，分 2 次服用，主治氣血兩傷引起的各種病症。

當歸耆桑飲

1. 當歸、黃耆各 10 克，桑葚 20 顆，一起用冷水浸泡 15 分鐘。
2. 放入砂鍋，加適量清水，用小火煎煮 10～15 分鐘，加適量紅糖調味，再煮 1 分鐘即可。

功效　具有調補肝腎、益精養血等功效，不僅可調治脾虛及肝腎不足引起的女性月經不調、帶下等症，還對身乏體倦、頭暈眼花、腰膝酸軟等症有十分理想的療效。

當歸養血丸

1. 當歸、炙黃耆、白芍（炒）、茯苓、香附（制）各 150 克，白朮（炒）、杜仲（炒）各 200 克，牡丹皮 100 克，地黃 400 克，上述九味藥粉碎成細末，混合均勻。
2. 阿膠 150 克，用適量水溶化後，與煉蜜和勻；每 100 克粉末用 35～45 克的上述混合液泛丸。

功效　益氣、養血、調經等功效，尤其適用於氣血兩虛、月經不調。

當然，如果沒有特殊疾病，只是單純地為了調和氣血的話，也沒有必要吃上述這些中成藥，可以將適量當歸加在食物裡做成藥膳服用。

當歸粥

1. 當歸 10 克，煎汁去渣備用。
2. 大米 50 克洗淨，加適量水煮粥。
3. 粥沸騰後，加入當歸液，繼續燉煮；粥熟後，加適量紅糖調味即可。

功效 行氣養血、活血止痛。

當歸燉蛋

1. 當歸15克、紅棗5顆、雞蛋2個，用清水洗淨，一起放入鍋中。
2. 加適量清水，大火煮沸，改小火慢燉。
3. 3分鐘後，撈出雞蛋，剝去外殼，再次放入鍋中，繼續燉煮30分鐘，加適量紅糖調味，稍煮片刻即可。
4. 食用時，撈出當歸，喝湯吃雞蛋和紅棗。

功效 健脾補胃、溫通經絡、行氣活血、養血調經、散瘀止痛、美膚養顏。

歸耆羊肉湯

1. 羊肉500克洗淨，切塊；鍋中加適量食用油，燒熱後投入薑片熗鍋，放入羊肉稍炒，去除羶味。
2. 轉放入砂鍋內，加適量清水，將50克當歸、30克黃耆、適量蔥段一起放入砂鍋，大火煮沸後，改小火煲2小時，加鹽調味即可。

功效 溫補脾腎、補氣養血、活血散瘀、調經止痛、固本養顏。

貼心小補帖

當歸在中醫裡被稱為「婦科聖藥」，具有活血化瘀、調經止痛、潤燥通便等功效，主治血虛體虛、月經不調、痛經、閉經、腸燥便祕等症。不過，體內有溼、腹瀉者及孕婦禁用。

黃耆做藥膳，益氣又養顏

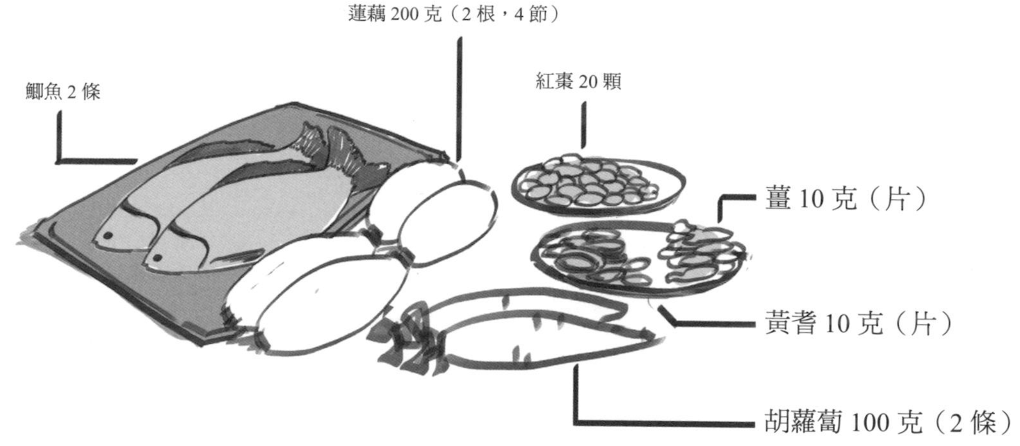

鯽魚黃耆湯鮮美爽口，還能補氣

傳說，古時候有位姓戴的老中醫，為人善良、樂於助人，但他形容消瘦、面色淡黃，人們尊稱他「黃耆」，意思是面黃肌瘦的老者。後來，這位老中醫為了救一個墜崖的孩子犧牲了自己的生命，為了紀念他捨己救人的精神，人們便把生長在他墓邊的一種草藥叫做「黃耆」。

黃耆被譽為「補氣之最」，性微溫，味甘，具有補氣固表、排毒生肌、止汗利水的功效，中醫用它來治療氣虛力乏、自汗咳喘、中氣下陷、食少表虛等症。

幾年前，我曾遇到過這樣一位患者，她是一家外資企業的銷售經理，每天除了繁忙的工作外，還有沒完沒了的應酬，算下來每天的工作時間不少於 12 個小時，回到家裡也不輕鬆，不僅要照顧孩子、老人，還要為第二天的工作做好準備。如此賣力地工作，業績是上去了，可是身體卻開始「抗議」了。

那天，她來找我給她看看，苦惱地說：「我最近幾個月總是頭暈眼花、失眠，不管睡多久都沒精神，三不五時就感冒，不喜歡動，就想坐著、躺著，能不說話就不說話，可是由於工作性質又不得不侃侃而談。唉！我感覺每天都在受著煎熬。」

經過診斷，我發現她是典型的「過勞耗氣」造成的氣虛問題。她愁眉苦臉地說：「找到了病因，您就給我開個方子治治吧？」我告訴她，要想改善氣虛問題，不僅要注意飲食調養，適當多吃蓮子、山藥、紅棗、板栗、粳米、糯米、菌類、蜂蜜、母雞、鱸魚、鯽魚等性平偏溫的食物來滋養身體，還要經常運動、養成良好的生活習慣、保持愉悅的心情。

接著，我為她推薦了一款養生湯——鯽魚黃耆湯。

鯽魚黃耆湯

1. 鯽魚 2 條處理乾淨，紅棗 20 顆、黃耆 10 克洗淨，薑 10 克洗淨、切片，蓮藕 200 克、胡蘿蔔 100 克去皮、洗淨、切塊。
2. 鍋中加適量食用油，燒熱後放入鯽魚煎至兩面金黃，加入適量清水、薑片、料酒，再放入蓮藕塊、紅棗和黃耆。
3. 大火煮沸後，改小火熬煮 1 小時，將胡蘿蔔塊放入鍋中，繼續熬煮 30 分鐘，加適量味精和鹽調味即可。

功效　溫中補氣、健脾開胃、利水除溼。

鯽魚肉質細嫩，味道鮮美，營養豐富。黃耆對五臟皆有滋養作用，補氣固表的功效尤佳。鯽魚和黃耆搭配，再加上紅棗、胡蘿蔔、蓮藕一起煲湯，不僅鮮美爽口，還能補氣，最適合氣虛的女性食用。

經過兩個多月的調理，我的這位患者順利擺脫了氣虛狀態，不僅胃口和睡眠好了，也不頭暈眼花了。她說她精力充沛、幹勁十足，而且覺得自己近來皮膚也好了很多。

事實上，論起補氣，黃耆真的功效顯著。黃耆又稱小人參，它的作用與人參相似，都是補氣，但黃耆比人參的補氣作用要緩和一些，效果卻毫不遜色，而且固表效果更強，價格更便宜。以下再推薦兩款用黃耆做的藥膳，希望對氣虛的女性有所幫助。

黃耆粥

1. 黃耆 20 克，加水 200 毫升，煎至 100 升，去渣留汁。
2. 粳米 50 克洗淨，加水 300 毫升煮至米開花。
3. 加入黃耆汁繼續熬煮 5 分鐘，食用時可加適量紅糖調味。

功效 最適合清晨服用，具有提升中氣、增強免疫力的功效。

黃耆燉烏雞

1. 黃耆 30 克、白朮 20 克，一起用紗布包好。
2. 烏雞 1 隻處理乾淨，將藥包塞入雞腹內，放入砂鍋中。
3. 加適量清水，放入蓮子 50 克，大火煮沸，改小火燉至雞肉熟爛，揀去藥包，加適量鹽調味即可。

功效 這款藥膳味道鮮美，可以改善因氣虛引起的面色蒼白、呼吸短促、四肢乏力、頭暈目眩等症。

不過需要提醒的是，黃耆雖然可以補氣固表，卻不是任何時候都可以食用的，感冒時、月經期間都不適合吃。春季也不是吃黃耆的好時節，因為春季是生髮季，這個時候我們的身體需要的是宣發，而黃耆具有固表的作用，所以不適合吃。

貼心小補帖

有些朋友一聽醫生說自己氣虛，就趕緊買回家一大堆人參、冬蟲夏草給自己大補特補，結果補出口乾燥、鼻出血、喉嚨痛、水腫等問題。正所謂「虛不受補」，氣虛的朋友補養身體要講究方法，緩補才是正確的選擇，比如先食用補元氣、養肺腎的食物一段時間，然後再用人參等做的藥膳來滋補身體。

益氣防感冒，喝點「參棗湯」

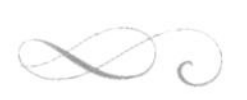

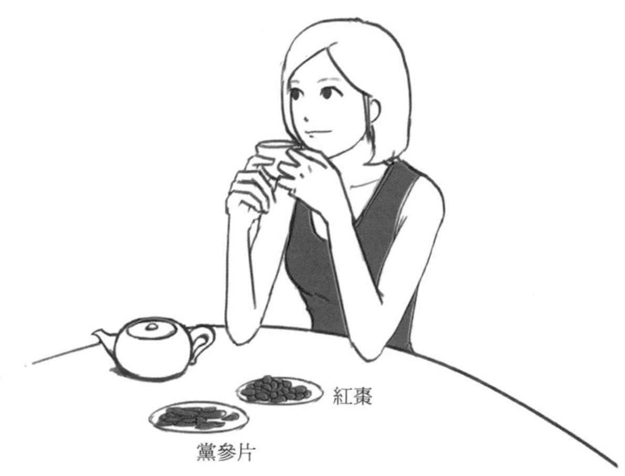

平常喝點參棗茶，也能益氣防感冒

王小姐今年 22 歲，是個「弱不禁風」的小女人。我初次見到她時，腦海中就浮現出《紅樓夢》中林妹妹的形象。她和林妹妹一樣纖纖弱弱，說話聲音很小，動不動就傷風感冒。其實，王小姐就是典型的氣虛症狀。

氣虛的女性愛感冒，多半會表現出一種低熱的狀態，不會高燒，感覺不是很嚴重，最多就是咳嗽、打噴嚏、流鼻涕、吃飯不香、怕累。但會持續較長時間，甚至幾個星期都不好；或者剛有好轉，吹了冷風、淋了小雨，就又生病了。

為什麼會這樣呢？中醫認為，氣是固護體表的，如果氣虛了，就不能抵禦外邪，容易被病毒、風寒侵襲，從而患上感冒。此外，發燒其實就是正氣與邪氣激烈對抗的外在表現。氣虛的女性體內正氣不足，和邪氣較量不起來，只能小範圍地反抗一下，自然就燒不起來。即使發燒也是低燒，而且持續時間較長。

正如王小姐一樣，氣虛的人身體力量常常減弱，不僅容易疲勞，甚至連說話的聲音也低很多。針對王小姐的情況，我為她介紹了日常飲食調理、運動調適、情緒管理等注意事項，還特別推薦了有助於增強體質、益氣防感冒的「參棗湯」。

參棗湯

1. 黨參 15 克、紅棗 10 顆洗淨，放入清水中浸泡半小時。
2. 砂鍋中加適量清水，放入黨參、紅棗小火煎煮；煎煮 2 次，每次半小時，取兩次的汁混合後即可服用。

功效　黨參性平、味甘，具有補中益氣、健脾益肺的功效。紅棗味甘、性溫，具有補中益氣、養血生津的功效。

《本草從新》中記載：「黨參主補中益氣，和脾胃，除煩渴，中氣微弱，用以調補，甚為平妥。」正如我前面所說「要想不顯老，每日三顆棗」，氣虛的女性常吃紅棗，不僅能增強體質，還能防止貧血、美容養顏。

黨參和紅棗搭配，氣血雙補，可以提高免疫力，改善體質，提升人體正氣，抵抗外邪入侵，對於改善氣虛及預防因氣虛引起的感冒有很好的功效。

經過一段時間的調理，我再次見到王小姐時，她的面貌已經煥然一新，這根本不是我當初認識的「林妹妹」，而是一個青春靚麗的美少女。

貼心小補帖

「參棗湯」不宜與蘿蔔一起服用，因為蘿蔔有一定的破氣作用，會影響「參棗湯」的補益效果；「參棗湯」也不宜與茶水一起飲用，因為茶水中的鞣酸會影響藥性的吸收。

「四物湯」，婦科養血第一方

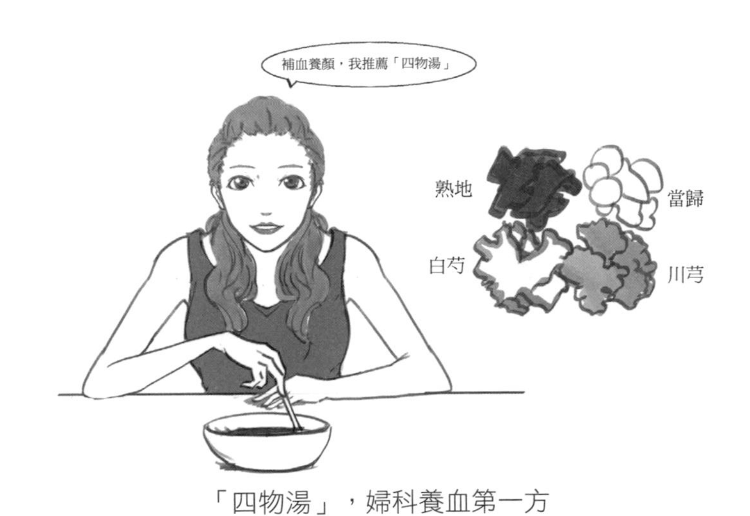

「四物湯」，婦科養血第一方

一天，一位女士來我的門診看病，閒聊中問我有關「四物湯」的問題，她說：「我前段時間看了臺灣明星大 S 的美容私房書《美容大王》，其中大 S 鍾情用『四物湯』來調理身體、補血養顏。請問『四物湯』真的這麼有效嗎？」

我告訴她，「四物湯」在補血養顏方面的確有不可忽視的作用。傳統「四物湯」由熟地、當歸、白芍、川芎組成。

四物湯

1. 先將熟地 12 克、當歸 9 克、白芍 9 克、川芎 6 克一起用清水浸泡 15 分鐘。

2. 連藥帶水一起倒入砂鍋中，加適量清水，大火煮沸，改小火煮至水減半即可。

功效 補血養血、活血散瘀、調經止痛、美容養顏、潤滑肌膚、防止衰老。

「四物湯」在中醫臨床應用中已經有一千多年的歷史，它是針對女人「三易」的生理特點來進行補血、活血、調經的。所謂「三易」，一是女人易血虛，二是女人易血瘀，三是女人易月經不調。在「四物湯」中，熟地能改善女性面色蒼白、頭暈目眩、月經不調等症狀，與當歸配合能增強當歸的補血、活血功效；當歸不僅補血調經，還有澤顏潤膚的功效；白芍能夠養血柔肝，對月經不調有很好的療效；川芎既為婦科主藥，又是治療頭痛的良方，還能影響內分泌，減輕乳房不適、心情焦慮等經前症狀。

那位女士點了點頭，又疑惑地問我：「關於『四物湯』，有人說經前吃，有人說經後吃，有人一個星期吃一次，有人則天天吃。那麼，究竟該如何服用才最好呢？」

我給她的建議是，女人最好養成從年輕時就服用「四物湯」的習慣，不過需要在經期結束後再服用，因為經期不適合進補，每次連服4～6天，每天一劑。

當然，平時也可以將「四物湯」與其他食材一起燉煮。

四物湯燉排骨

1. 將排骨洗淨，切塊，汆水撈起。
2. 熟地 12 克、當歸 9 克、白芍 9 克、川芎 6 克，分別洗淨。
3. 砂鍋中放適量清水，放入排骨及四味藥材，大火煮沸，轉小火煲 1 小時，放適量鹽調味即可。

四物湯燉烏雞

1. 將熟地 12 克、當歸 9 克、白芍 9 克、川芎 6 克放入紗布內。
2. 烏雞處理乾淨，將紗布包放入雞腹中。
3. 砂鍋中加適量清水，放入烏雞、薑片，大火煮沸，小火燉至雞肉熟爛，加適量鹽調味即可。

事實上，「四物湯」也並非十全十美，它還有一些副作用。如「四物湯」作為一種補劑，具有溫燥性質，對一些熱性體質或內熱比較大的女士來說，服用後容易上火、長痘痘。

遇到上述情況，對原配方進行適當的調整，就可以避免副作用。虛寒體質者用熟地，熱性體質者用生地；既需要補又需要清熱時，生地、熟地各半。對於愛上火、愛長痘痘的女性而言，可以服用「芩連四物湯」：川芎、當歸、白芍、生地各 15 克，黃芩、黃連各 7.5 克，一起加水煎，空腹飲用。

貼心小補帖

「桃紅四物湯」由「四物湯」演化而來。熬製「桃紅四物湯」時，先取當歸、熟地、川芎、白芍各 15 克，桃仁 9 克，紅花 6 克放入砂鍋中，然後加入 4 碗水。當 4 碗水熬成 1 碗量時，即可飲用。服用時可分早晚兩次，不僅能調血補血，而且對改善面色蒼白、肌膚粗糙也有很好的效果。

chapter 2 五臟調和，美麗由內而外

人是一個有機的整體，顏面、毛髮、指甲等只是整體的一部分。女人要想完善局部美，就必須先讓整體陰陽平衡、氣血充盈、五臟調和、經絡通暢。如果五臟功能失調，就會導致機體失衡，必然顯露於外，如面色晦暗、蒼白憔悴、出現皺紋。因此，女人要想美麗常在，必須調和五臟。

心主血脈，營養通過血液輸送全身，而面部血管極為豐富，心臟功能的盛衰可以通過面部的色澤表現出來。心血充盈，女人的面部就會紅潤而有光澤；心血不足，則女人面色淡白無華。

肝主藏血、主疏泄、主情志，能調節血流量和調暢全身循環，使氣血平和。若肝血充盈，則女人面如桃花，雙目炯炯有神；肝血不足，則女人面色黯淡，易生粉刺、痤瘡、色斑，指甲也易枯槁、變形。

脾主運化、主統血，具有把水谷轉化成精微物質，並將其運輸到全身的生理功能。若脾氣健運，則女人氣血旺盛，面色紅潤，肌膚富有彈性；脾失健運，則女人食欲不振，面色萎黃，口唇乾裂、蒼白。

肺主皮毛，能將身體裡的氣血和津液輸布全身，具有滋潤營養的作用，還能調節汗孔的開合，調節體溫和抵抗外邪。若女人肺氣充盈，則皮毛會得到溫養而變得潤澤，體溫適度，不被外邪侵襲；若女人肺氣虛弱，則不僅肌膚乾燥、面色憔悴，還會體溫失常、易患疾病。

腎主藏精、主骨，人體骨骼的生長、發育、修復均依賴腎精的滋養。若女人腎精充足，則骨骼健康，四肢有力，行動敏捷，頭髮濃密、

柔順；女人腎精不足，則骨骼脆弱無力，牙齒鬆動易落，頭髮枯槁、稀疏。

一碗「養心粥」，喝出好睡眠

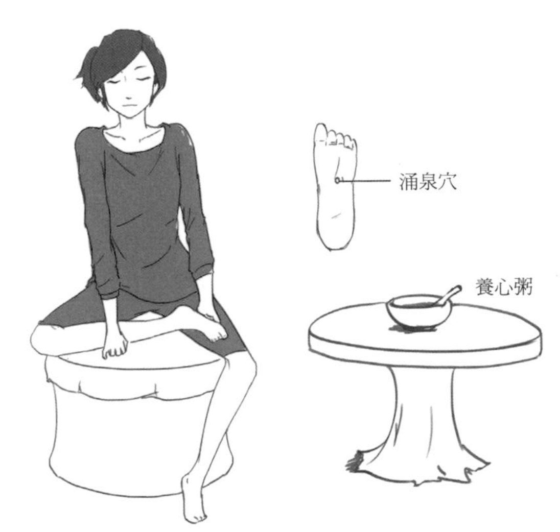

睡眠不好，試試「養心粥」及按摩

我的朋友顧女士是一位營養美容師，雖然已經四十多歲了，卻一點也不顯老，她和女兒走在一起，人們常開玩笑說她們真像一對姐妹。

有不少人向顧女士請教養顏祕訣，她總是微笑著說：「我並不選用什麼特別的化妝品，只是堅持『養心』二字。」

正如我前面所說，一個人面色是否潤澤，反映的是氣血是否充盈。心主血，心血充盈，女人的顏面就會紅潤而有光澤。因此，養心能讓女人紅顏不老。

懂得養心的女人，容顏如花長久不衰，美麗由內而外顯現出來，渾身流溢出寧靜、安詳、高貴的氣息。

那麼，女人該如何養心呢？

女性朋友可以借鑑顧女士的養心之道。她愛讀書，常常以書為伴，感覺靈秀，心境遼闊；她愛音樂，以音樂陶冶情操，享受音樂的純粹；她愛花草、愛藝術，舉手投足間流露出自然與藝術的氣韻。

顧女士尤其注重睡眠，她說：「充足的睡眠能讓女人的肌膚健康紅潤。」女人的睡眠是否充足，對於她的精神狀態和外在美有著直接影響。睡眠不足，會引起全身血液循環失常，使肌膚表面的毛細血管代謝失調，長此以往，女人的肌膚就會黯淡、無光。反之，睡得好的女人，總是神采奕奕、肌膚緊緻。

事實上，心血不足的女人，不僅易出現心神不寧、頭暈健忘、面色蒼白等症狀，而且容易失眠，這又會導致惡性循環，使女人因為睡眠不足而更顯衰老。

對此，顧女士為女性朋友特別推薦了一款「養心粥」。

養心粥

1. 取黨參 35 克，去核紅棗 10 顆，麥冬、茯神各 10 克。
2. 上述各味一起放入砂鍋中，加清水 2000 毫升煎煮至 500 毫升。
3. 去渣後，與洗淨的大米和適量清水共同煮粥，粥熟後加適量紅糖調味即可。

功效 專為睡眠不好的女人量身打造，具有養心安神、潤澤肌膚、幫助睡眠等功效。

除了「養心粥」，顧女士還有一個助眠小祕訣——按摩。晚上睡覺前，輕輕按摩頭面部、頸後、肩背部，由上至下，在感覺酸脹的地方稍微多按一會兒，注意保持呼吸均勻。按摩腳底也能改善睡眠，具體方法為：睡前用溫水泡腳，擦乾淨後，輕輕按摩整個腳，包括腳面、腳趾和腳掌，然後重點按揉腳底湧泉穴（足前部凹陷處，第二、三趾趾縫紋頭端與足跟連線的前三分之一處），來回摩擦，直到腳心發熱。

上述養心方法，是我充當了一回記者，請顧女士喝茶採訪而得。在臨別前，她還特別提醒我說：「你在寫這篇文章的時候，一定要記得幫我提醒女性朋友們，心血不足、睡眠不好，最好不要服用安眠藥，是藥三分毒。不妨試試『養心粥』及按摩，或許有意想不到的驚喜！」

貼心小補帖

睡眠不好的女性朋友，日常生活中可以適當多吃一些安神補腦、有益睡眠的食物，如小米、牛奶、百合、核桃、蜂蜜、馬鈴薯、杏仁、全麥麵包等。

以心補心，善補女人心

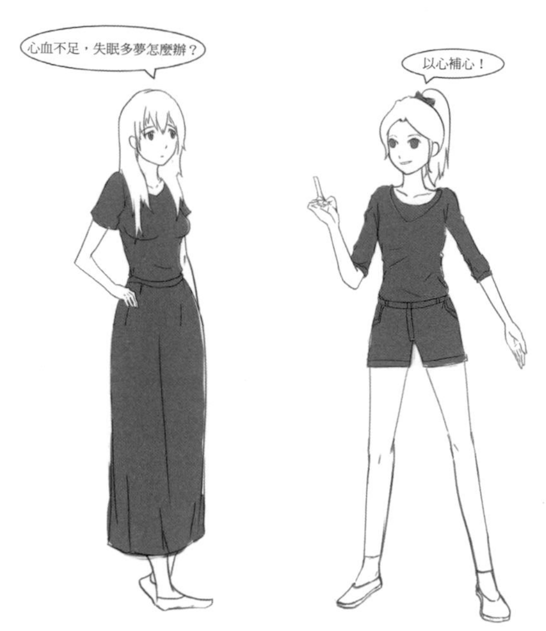

豬心、羊心，都是補益女人心的好食材

路純今年 28 歲，在一家圖書公司當編輯部主編，她來找我幫忙調養身體，皺著眉說：「我最近一段時間，煩心事特別多，一件接著一件，上件事還沒處理好，下件事又接著來了，而我這個人就是不能心裡有太多事，所以這幾個星期，我都處於失眠多夢的狀態。您幫我看看，我不想吃藥，最好能給幾個食療偏方，既可飽口福又可調養身體。」

我笑了笑，沒想到這個年輕苗條的女孩還是個美食愛好者。經過診斷，我發現她的身體沒什麼大問題，只是有點心血不足，導致失眠多夢，氣色也不是太好。

我知道她是個編輯，便有意考考她：「有沒有聽說過『以心補心』啊？」她想了想說：「您的話，讓我不禁想起曹雪芹在《紅樓夢》中描述寶玉與黛玉初見時，形容黛玉的一句話：『心較比干多一竅，病如西子勝三分。』您說的是不是妲己用比干『七竅玲瓏心』入藥補心的故事啊？」

路純的才思讓我嘆服，我告訴她「以心補心」並不僅僅是傳說。當然，用來補心的只是動物的心臟，如豬心，富含蛋白質、脂肪、維生素B群、維生素C、鈣、鐵等營養物質，具有補虛安神、養心補血的功效；羊心，富含蛋白質、維生素A、菸鹼酸、鐵、硒等營養物質，具有補益心氣、解鬱安神的功效。以路純現在的狀況，不用吃藥，可以適當多吃一些用豬心、羊心製作的菜肴。

桂圓豬心湯

1. 豬心 250 克洗淨、切片，桂圓 30 克剝皮、洗淨。
2. 將豬心、桂圓一起放入砂鍋中，加適量清水，大火煮沸，改小火燉至豬心熟爛，加鹽、味精調味即可。

功效 養心安神，尤其適合失眠健忘、心悸氣短的女性食用。

棗仁豬心湯

1. 豬心 250 克洗淨、切片，遠志 6 克，酸棗仁、茯苓各 15 克。
2. 上述材料一起放入砂鍋中，加適量清水，大火煮沸，改小火燉至豬心熟爛，加鹽調味即可。

功效 補血養血、益肝寧神，可以改善心血不足引起的心悸不安、失眠多夢。

百合蓮子豬心湯

1. 豬心 250 克洗淨、切片，放入砂鍋中，加適量清水，大火煮沸，改小火燉煮 30 分鐘。
2. 加入洗淨的百合 30 克、蓮子 20 克，繼續煮 15 分鐘，加鹽調味即可。

功效 清熱養心，適合失眠、多夢、健忘、心煩的女性食用。

紅棗羊心湯

1. 羊心 250 克洗淨、切片，放入砂鍋中，加適量清水、料酒、蔥段、薑片，大火煮沸。
2. 加入紅棗 10 顆，繼續煮至羊心熟爛，加鹽、胡椒粉調味即可。

功效 改善心脾兩虛引起的心悸心慌、多夢健忘、面色萎黃。

竹精羊心湯

1. 羊心 250 克洗淨、切片，玉竹、黃精各 15 克，一起放入砂鍋中，加適量清水大火煮沸。
2. 改小火煮至羊心熟爛，加鹽、胡椒粉調味即可。

功效 解鬱、寧心、安神，適合心血兩虛的女性食用。

紅花羊心湯

1. 羊心 250 克洗淨、切片，放入砂鍋中，加紅花 10 克、清水適量隔水蒸煮。
2. 待羊心熟爛後，加少許鹽調味即可。

功效 有益睡眠、活血化瘀，尤其適合心悸氣短、神經衰弱、憂鬱不安的女性食用。

見我不厭其煩地寫了六款補心湯，路純非常開心，並多次表達謝意。不過，我依然提醒她，要想完全改善目前的身體狀況，她不僅要注意「以心補心」，還要從源頭上解決問題，日常生活中要注意適度休閒、合理膳食、科學運動、保持心情愉悅。

貼心小補帖

女人養心即是養顏，心臟血液循環好了，女人的容顏就會紅潤光澤，精神飽滿，人顯得年輕。推薦一款養心紅棗豆漿，非常適合女性飲用。黃豆 60 克，浸泡 8 小時；紅棗 10 顆去核，浸泡 2 小時；將黃豆、紅棗及適量清水、冰糖放入豆漿機中榨汁，豆漿做好後去掉渣滓即可飲用。

養肝補血，食療加按摩

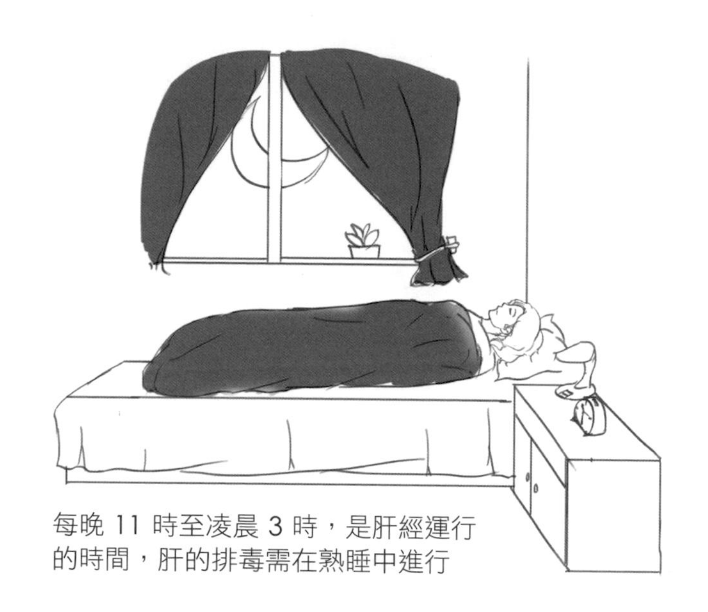
每晚 11 時至凌晨 3 時，是肝經運行的時間，肝的排毒需在熟睡中進行

王小姐是個女強人，年紀輕輕就成為了某集團公司的副總經理。她幹勁十足，想在人生最美好的時光好好拚搏一番。不過，近來她發現自己的身體似乎有些異樣，於是便來我的門診看病。

我發現，王小姐不僅臉色黯淡、皮膚粗糙，而且手指甲乾枯，甚至有些變形。經診斷，我發現王小姐是因為工作繁忙，忽視了養肝，從而導致肝血不足。

正如《黃帝內經》所說：「肝藏血，為罷極之本……充筋華爪，開竅於目。」意思是說，肝臟內蓄積的血液，是皮膚養分的源泉，既可充盈人體的指甲肌膚，也可開竅明目。由此可見，王小姐是典型的肝血不足症狀。

我提醒王小姐，即使工作再忙，也不能忘記養肝。中醫認為，「女子以肝為先天」，這一直為歷代名醫所推崇。

女人一生的很多生理活動都以肝血為中心，如經期耗血、妊娠聚血養胎、分娩出血等。肝有造血、藏血的功能，若女人肝血充盈，則不僅臉色紅潤、肌膚嫩滑、不易衰老，而且可以避免各種婦科病，如月經不調、不孕等。肝臟既是人體最強大的排毒系統，也是滋養女人全身的重要器官。

我告訴王小姐，從現在開始要特別注意養護肝臟，除按時服用我給她開的養肝補血的藥物外，還要配合健康食療。

豬肝粥

1. 豬肝 50 克洗淨、切片；粳米 100 克洗淨，加適量清水煮粥。
2. 粥沸騰後，放入豬肝片，繼續煮至粥熟、肝熟爛即可。

功效　含有豐富的蛋白質、卵磷脂、多種微量元素，可益氣生血、養肝補虛。

菠菜豬肝湯

1. 豬肝 200 克洗淨、切片，加醬油、澱粉拌勻醃 10 分鐘。
2. 菠菜 250 克洗淨、切段，入沸水汆燙。
3. 鍋中加適量清水，放入薑片、豬肝煮熟，再加入菠菜，最後加鹽調味即可。

功效　菠菜與豬肝都是養肝補血的好食材，搭配煮湯可改善因肝血不足而引起的面色萎黃、頭暈耳鳴、視力減退等不適。

菊花豬肝湯

1. 豬肝 250 克洗淨、切片，加澱粉、植物油和鹽醃 10 分鐘。
2. 鮮菊花 10 朵洗淨，取花瓣；將菊花放入清水鍋中煮 10 分鐘，再放入豬肝片，煮至豬肝熟爛後下鹽調味即可。

功效 滋養肝血、養顏明目，尤其適合肝血不足、面色蒼白、目赤紅腫者食用。

生地天冬豬肝湯

1. 豬肝、豬瘦肉各 150 克洗淨、切片，加醬油、鹽醃 10 分鐘。
2. 生地 50 克、天冬 25 克、陳皮 1 個放入清水中浸泡 30 分鐘，再放入清水鍋中，小火煲 30 分鐘。
3. 將豬肝片、瘦肉片及 10 朵鮮菊花一起加入鍋中，繼續煮至熟爛，加少許鹽調味即可。

功效 養肝、護肝、清肝，尤其適合肝血不足、肝氣鬱結、視物模糊、心煩失眠者食用。

此外，經常按揉曲泉、大敦、三陰交等穴，有助於肝血充盈。具體做法為：

◆曲泉穴位於人體的膝內側。取穴時，屈膝，當膝內側橫紋頭上方，半腱肌、半膜肌止端的前緣凹陷處。每天按揉兩條腿的曲泉穴各 5 分鐘即可。

◆大敦穴位於大腳趾（靠第二趾一側）甲根邊緣約 2 公釐處。取穴時，採用正坐或仰臥的姿勢。每天按揉兩腳大敦穴各 5～10 分鐘即可。

◆三陰交穴位於內踝尖直上 3 寸，脛骨後緣。取穴時，從腳踝骨的最高點往上 3 寸處，約 4 根手指橫著的寬度。每天按揉兩條腿的三陰交穴各 5 分鐘即可。

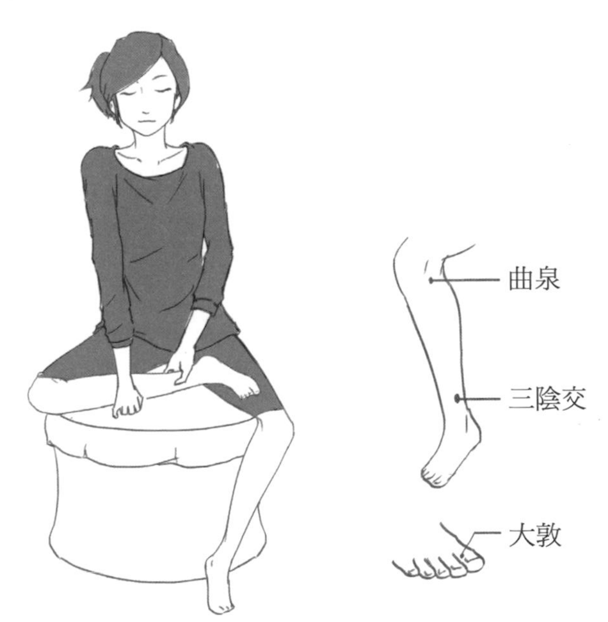

經常按摩曲泉、大敦、三陰交，有助肝血充盈

臨別時，我還特地叮囑王小姐，「怒則傷肝」，平時一定要學會克制怒氣，否則勢必引起內分泌失調、肝氣鬱結。

一個多月後，當王小姐來複檢時，我見到的是一個氣血充盈的美麗女人，她面色紅潤、神采奕奕。她感慨地告訴我：「女人真是傷不起！我現在決定不做『工作狂』了，我要享受工作、享受生活，享受作為一個女人的美麗和快樂！」

貼心小補帖

順時養肝很重要。「肝屬木」，「喜條達而惡抑鬱」，「肝與春氣相應」。因此，春季最適合女人養肝，春季要儘量保持愉悅的心情，加強鍛鍊，適當多吃些養肝補血的食物。

疏肝理氣，喝點花草茶

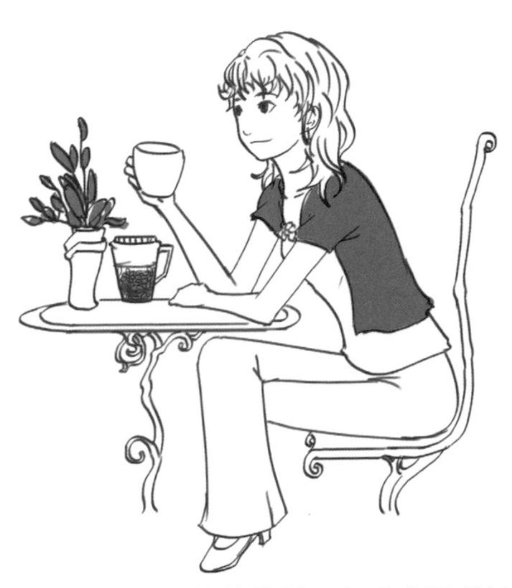

平時適當多喝些花草茶，有助疏肝理氣

肝主疏泄、主情志，如果一個女人整日鬱鬱寡歡，就會引起肝氣鬱結。說到這兒，又一次讓我想起《紅樓夢》中的林妹妹。她雖然出生在書香門第，無奈卻自幼父母早亡，只得寄居在外祖母家，過著寄人籬下的生活。小小年紀卻早早看透了人情冷暖，加上性格孤傲，更是受到了上至當家人、下到丫鬟婆子的冷遇，只有和她一起長大的寶玉和外祖母真心疼愛她。這樣淒苦的身世，造就了林妹妹獨特的憂鬱之美。拋開這種美不談，林妹妹必然肝氣鬱結，正如曹雪芹所說「只因尚未酬報灌溉之德，故其五內便鬱結著一段纏綿不盡之意」，也難怪林妹妹身體那麼差了。

都說藝術來源於生活，在我們周圍「林妹妹」們還真不少。我就曾遇到一位患者，她是一家公司的業務主管。按理說，她風華正茂、事業有成、家庭幸福，應該生活得風生水起，可是她呢，整天唉聲歎氣、敏感多疑、脾氣不好，弄得孩子、丈夫怕她，下屬都躲著她，就連上司也曾旁敲側擊地勸她要學會生活。

這位女生愁眉苦臉地對我說：「工作壓力大，下屬辦事不力，身邊連個能說知心話的人都沒有，做人怎麼這麼累呢？」我急忙勸她：「千萬別這麼想，人生有那麼多美好的事情，多想想妳可愛的孩子、愛妳的老公，還有家裡白髮蒼蒼的父母，妳可是家裡不可缺少的一分子。妳這是情志不暢、肝氣鬱結，我給妳開個方子，保證妳會發現生活在世上是件美好的事情！」

我的方子是這樣寫的：別讓季節帶走妳的快樂——對於肝氣鬱結的人來說，春季、秋季和冬季尤其難挨，這是因為春季氣溫回升，易造成情緒波動，秋冬季節萬物凋零，會加重悲傷之情。隨著季節的轉換，要學會調整情緒，春季可以外出賞花，秋季可以登高望遠，冬季可以曬曬太陽。

遠離孤獨，與人分享快樂——「妳的心那麼脆，一碰就會碎，經不起一點風吹」，每當憂鬱之際，最好不要一人獨處，可以找朋友聊聊天、喝喝茶、唱唱歌，都可以緩解不良情緒。

快樂便是拿得起，放得下——「春有百花秋望月，夏有涼風冬聽雪，心中若無煩惱事，便是人生好時節」，許多時候，妳之所以不快樂，並不是妳得到的太少，而是妳計較得太多，如果能做到該拿起來就拿起來，比如愛、責任，該放下就放下，比如功名利祿，那麼就算外面風吹雨打，妳也能優游自在。

給心靈喝點雞湯——看一篇優美的文章，聽一首動人的歌曲，做一道美味的菜肴，給孤獨的心靈一點慰藉。妳還要給自己制訂一個「快樂表」，每天安排一件讓妳快樂的事情，不知不覺間，妳就會發現自己已經快樂了很多。

那位女生拿著我的祕方看了很久，然後微笑著說：「您的祕方真的太好了，雖然做起來沒那麼容易，但為了健康，我會努力做到的。」

我贊許地點了點頭，又給了她另一個建議，讓她不妨平時適當多喝些花草茶，能幫助她更好地疏肝理氣。

菊花茶

菊花 10 克，枸杞子 5 克，一起放入杯中，加適量沸水沖泡，加蓋悶 5 分鐘即可。

功效　滋補肝陰、清肝降火、補血明目。

玫瑰花茶

玫瑰花 15 克，枸杞子 5 克，一起放入杯中，加適量沸水沖泡，加蓋悶 5 分鐘即可。

功效　疏肝健脾、活血理氣、解鬱散瘀。

牡丹菊香茶

牡丹花 20 克，迷迭香 5 克，白菊 3 朵，一起放入杯中，加適量沸水沖泡，加蓋悶 5 分鐘即可。

功效 疏肝理氣、養血安神、消斑美容。

桑葚蜂蜜茶

桑葚乾 15 克，放入杯中，加適量沸水沖泡，加蓋悶 5 分鐘，飲用前加適量蜂蜜調勻即可。

功效 養肝補血、養陰益腎、止渴除煩。

佛手香櫞茶

佛手、香櫞各 5 克，桔梗、甘草各 3 克，一起研為細末，裝入紗布中，放入杯中加適量沸水沖泡，加蓋悶 5 分鐘即可。

功效 疏肝解鬱、寬中理氣、健脾養胃。

兩個多月後，那位女生又來了。這次她臉色紅潤，神采飛揚，看上去年輕了好幾歲，她快樂地說：「我今天不是來看病的，是讓您看看療效。」我笑著說：「看來我的祕方收效不錯，碩果累累啊！」

貼心小補帖

疏肝理氣不妨試試佛手粥：佛手 6 克洗淨，加適量清水煎煮，去渣留汁；粳米 100 克洗淨，加適量清水煮粥；粳米開花後，倒入佛手汁，繼續煮沸即可。佛手是疏肝理氣的好「幫手」，與粳米一起煮粥，具有疏肝解鬱、理氣養顏的功效。

常喝「參苓粥」，健脾又養胃

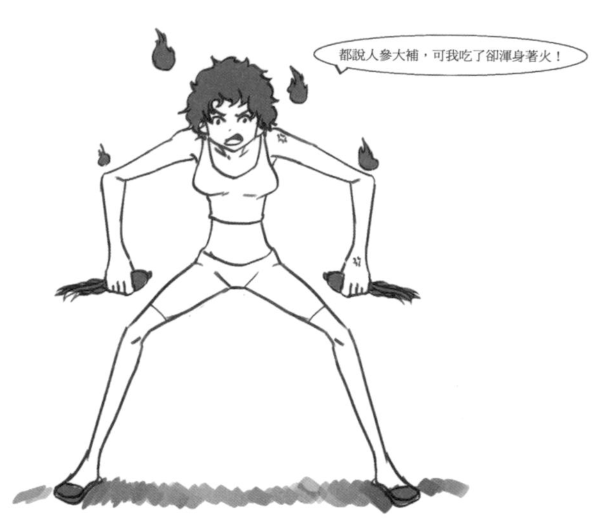

人參一般常用量 3-9 克，過量服用易流鼻血、興奮、失眠，甚至中毒

幾年前，有個名叫田園的患者來我的診室看病，她的主要症狀是下眼袋特別明顯，下肢有些虛腫。她還說自己食欲不好，每餐只吃小半碗。我給她檢查了舌苔，又仔細把了脈，發現她舌體胖大，還有苔白，脈象比較沉遲。我告訴她，她的這些症狀是由於脾胃虛弱造成的，只要把脾胃養好，這些症狀就會消失。

正如我前面所說，女人要想健康美麗，必須氣血充盈。但氣血從哪裡來？當然是從我們日常所吃的食物中來。而食物之所以能變成人體所需的氣血營養，主要歸功於我們的脾和胃。

脾胃是消化食物的器官，脾主運化統血、胃主受納腐熟，脾氣主升、胃氣主降。在脾胃的作用下，人體才能生血益氣。

因此說，脾胃是人體的「後天之本」，「氣血生化之源」。只有補好了脾胃才能真正起到補氣血的作用，否則我們的身體就會像一個「漏斗」一樣，無論進補多少好吃好喝的食物，結果都無法被真正吸收、利用。所以，女人要想氣血充盈、身體健康、容顏美麗，就必須保養好自己的脾胃。

針對田園的症狀，我為她開了一些藥，還給她特別推薦了一個健脾養胃的小偏方——「參苓粥」。

參苓粥

1. 取人參 5 克、切薄片，白茯苓 15 克、用清水浸泡半小時。生薑 1 小塊、用刀拍散。
2. 將上述三種材料一起放入砂鍋中，加清水 400 毫升，大火煮沸，轉小火繼續煮至水減半時，倒出藥汁。
3. 再加水 400 毫升，用相同的方法煎煮取汁，然後將兩次的藥汁混合在一起。
4. 取粳米 100 克，洗淨，與藥汁一起放入砂鍋中，再加水 400 毫升，大火煮沸，轉小火熬煮成粥即可。
5. 食用時，可加適量鹽調味，每週 2～3 次。

功效 人參、白茯苓可補脾益胃，生薑溫中健胃、止嘔，粳米益脾養胃。

「參苓粥」不僅能健脾養胃，而且能改善脾胃不健、食欲不振、面色蒼白、身體虛腫、大便稀軟等症。

田園回去後，按時吃藥的同時，持續每兩天服用一次「參苓粥」。一個多月後，她的那些症狀消失了，胃口好了起來，臉色也紅潤多了。

貼心小補帖

脾胃虛弱的女性可以常喝山藥薏米粥，取山藥 50 克、薏米 20 克、粳米 100 克同煮成粥，適用於脾胃虛弱所致的食欲不振、脘腹脹滿、大便溏泄等症；蓮子豬肚湯，取蓮子 20 克、豬肚 1 個、辣椒少許同煮成湯，有溫胃健脾、益氣補虛的作用。

投其所好，讓肺臟更健康

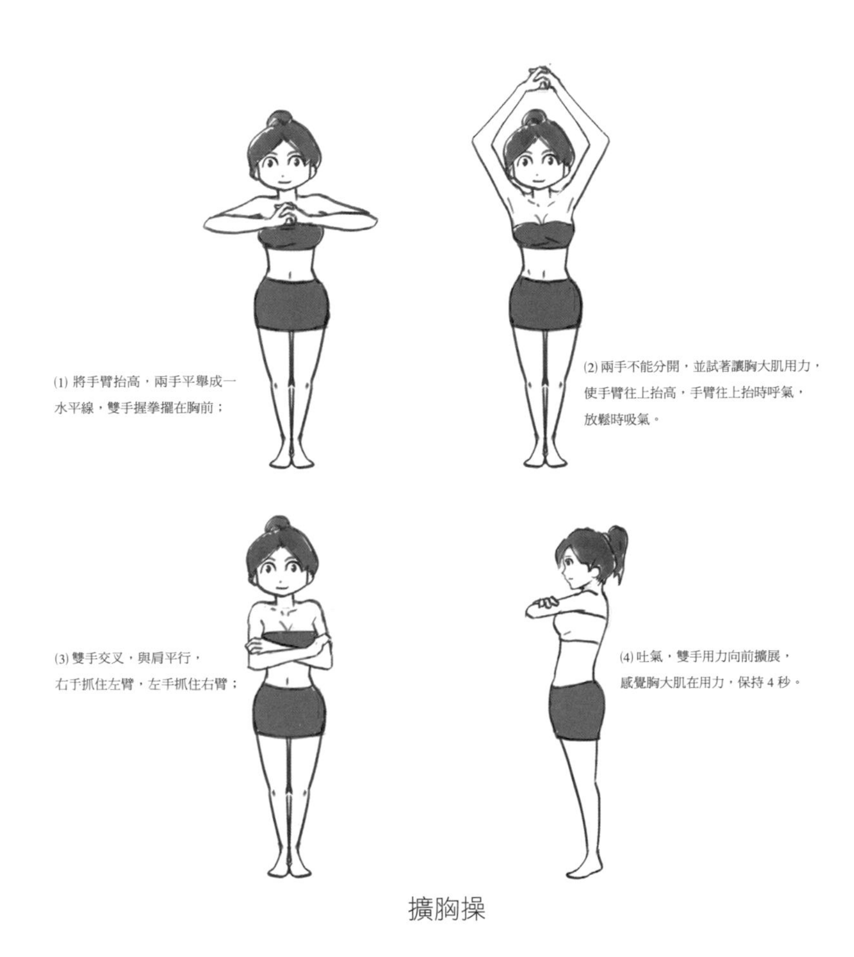

擴胸操

26 歲的小薇最近加入了養肺大軍，用她的話來說：「人生如此美好又如此短暫，放棄健康就等於放棄希望！再不養肺，說不定哪天就被亂七八糟的空氣毒死了！」年紀輕輕的小薇怎麼會有這麼高的覺悟呢？這是因為她的肺臟已經開始向她求救了。

第一次看到小薇，她一直咳嗽不停。她苦著臉說：「別人好好的，我怎麼就感冒了呢？這一個多月來什麼都做不了，就忙著感冒，沒感冒的天數屈指可數。我去做全身檢查，什麼毛病也沒有，最後醫生說我可能是免疫力低造成的！」

聽了她的抱怨，看來是被感冒折磨得不輕。我發現，她剛說了幾句話，額頭就已經滲出細密的汗珠，呼吸也不太順暢了。我問她：「妳平時也這麼容易出汗？爬樓梯氣喘嗎？」她回答說：「動一動就是一身汗！爬樓梯只能爬兩層，再往上爬就只有喘的份兒了！」經診斷，我找到了她反覆感冒的原因——肺氣不足。來自外界的風、寒、熱容易通過嘴巴、鼻子、皮膚侵入人體，而肺氣可以幫助人體抵禦這些外邪的侵襲，一旦人體肺氣不足，感冒便會成為家常便飯。

於是，我告訴小薇，她這是肺臟出了問題，要想恢復健康，就必須投肺臟之所好。以飲食來說，肺屬於五行中的金，對應的顏色是白色，因此，常吃白色食物可補益肺臟，如白蘿蔔、冬瓜、山藥、百合、銀耳、蓮藕、蓮子、牛奶、豆漿、白果、梨等。我特別為小薇寫了幾個食療小偏方。

冰糖銀耳羹

1. 取銀耳 10 克，洗淨，放入碗中加清水浸泡 1 小時，待銀耳發漲時，挑去雜物，將銀耳撈出。
2. 銀耳與適量冰糖一起放入碗中，加適量清水，隔水燉煮 2 小時即可。

功效 滋陰潤肺、生津止咳。

蓮子百合湯

1. 取蓮子 15 克去心、洗淨，百合 15 克洗淨、切片。
2. 鍋中加適量清水，放入蓮子與百合，煮至熟爛，加適量冰糖稍煮即可。

功效 健脾益肺、養心安神。

雪梨銀耳川貝湯

1. 取雪梨 1 個洗淨、切塊，泡發銀耳 2 朵撕成小塊，川貝 20 顆放入清水中浸泡 10 分鐘。
2. 瀝去水分，將所有食材放入碗中，加適量冰糖、少許清水，隔水燉煮 1 個小時即可。

功效 十分經典的止咳潤肺湯，特別適合秋季預防秋燥飲用。

以運動而言，積極鍛鍊是強健肺臟的好方法，如散步、跑步、健身操、太極拳等都是不錯的選擇。我為小薇介紹了幾個有益肺臟的健身操。

◆擴胸操：將手臂抬高，兩手平舉成一水平線，雙手握拳擺在胸前；兩手不能分開，並試著讓胸大肌用力，使手臂向上抬高；手臂向上抬時呼氣，放鬆時吸氣；雙手交叉，與肩平行，右手抓住左臂，左手抓住右臂；呼氣，雙手用力向前擴展，感覺胸大肌在用力；保持 4 秒後，放鬆；重複此動作 10 次。擴胸操可以有效消除肺部因伏案而造成的壓抑感、頭暈、噁心等症狀，並有效增強心肺功能。

◆伸展操：俯臥在地板上，雙腿併攏，向後伸展，腳背貼地，雙手小臂著地，置於胸下，支撐起上半身；兩膝用力，向上抬起臀部；呼氣，胸部下壓，直至貼在地板上，保持這個姿勢呼吸 5 次；吸氣，抬起上半身；呼氣，還原至起始姿勢；休息 30 秒後，再重新做動作；如此重複 3～5 次。伸展操能舒展身體，擴張肩胛骨和胸腔，擠壓出肺中的濁氣，使人神清氣爽。

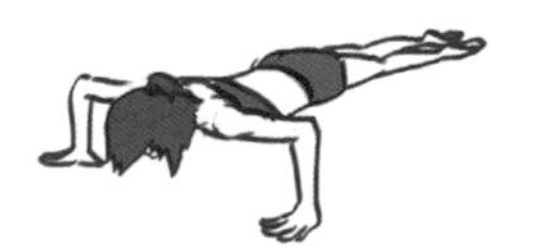
(1) 俯臥在地板上，雙腿並攏，向後伸展，腳背貼地，雙手小臂著地，置於胸下，支撐起上半身；

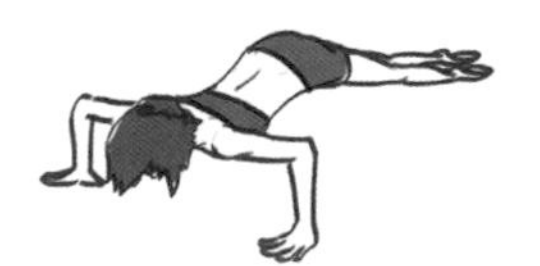
(2) 兩膝用力，向上抬起臀部；

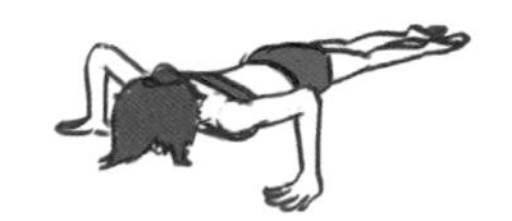
(3) 呼氣，把胸部下壓，直至貼在地板上，保持這個姿勢呼吸 5 次；

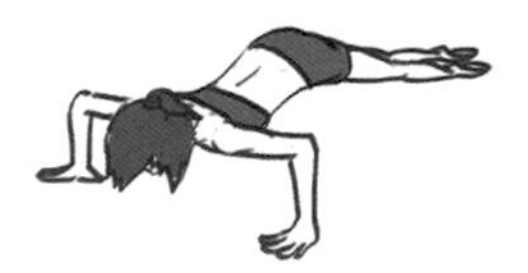
(4) 吸氣，抬起上半身；

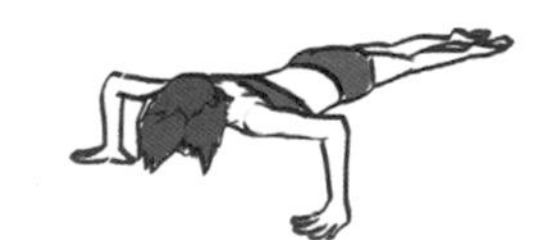
(5) 呼氣，還原至起始姿勢；

伸展操

◆呼吸操：仰臥，兩手握拳在肘關節處屈伸 5～10 次，同時平靜地深呼吸；兩臂交替向前上方伸出，兩腿交替在膝關節處屈伸 5～10 次，同時自然呼吸；兩腿屈膝，兩臂上舉外展並深吸氣，兩臂放回體側時呼氣，做 5～10 次；先用鼻吸一大口氣，然後嘴唇呈吹口哨狀用力呼氣，做 5～10 次；兩腿屈膝，一手放在胸部，一手放在腹部，吸氣時腹壁隆起，呼氣時腹壁收縮，做 5～10 次。呼吸操能提高膈肌、腹肌和下胸部肌肉的活動度，加深呼吸幅度，增大通氣量，利於肺泡殘氣排出，借由深呼吸讓肺氣流通，按摩臟器，增強身體器官的活力。

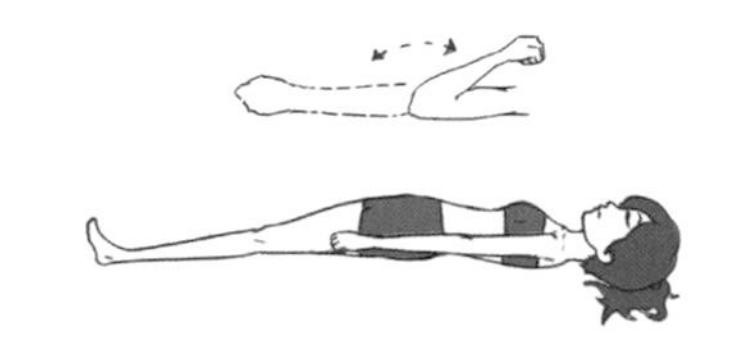

(1) 仰臥，兩手握拳在肘關節處屈伸 5～10 次，同時平靜深呼吸；

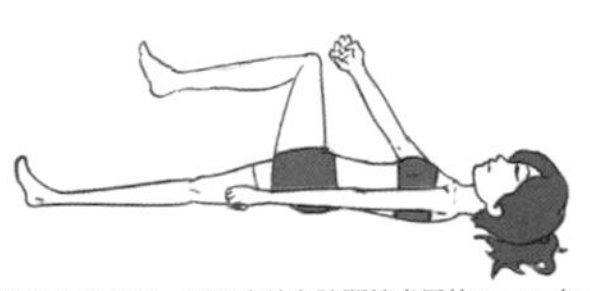

(2) 兩臂交替向前上方伸出，兩腿交替在膝關節處屈伸 5～10 次，同時自然呼吸；

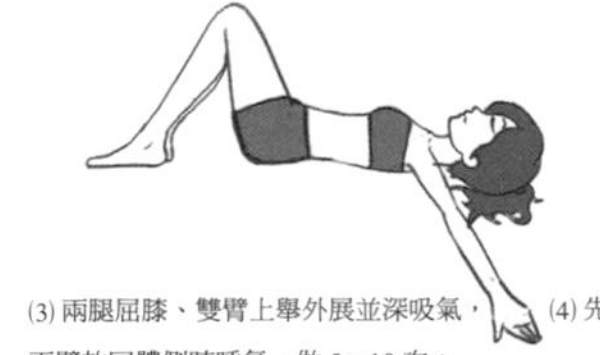

(3) 兩腿屈膝、雙臂上舉外展並深吸氣，兩臂放回體側時呼氣，做 5～10 次；

(4) 先用鼻吸氣一大口，用唇呈吹口哨狀用力呼氣，做 5～10 次；

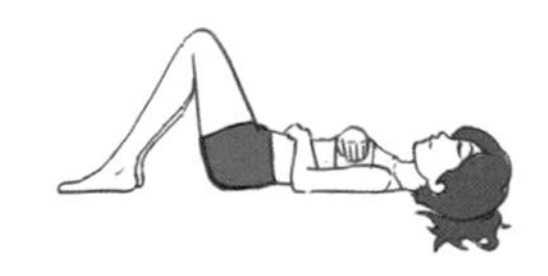

(5) 兩腿屈膝一手放在胸部，一手放在腹部，吸氣時腹壁隆起，呼氣時腹壁收縮，做 5～10 次；

投其所好，讓肺臟更健康

此外，積極補水也是養肺簡單而重要的一招。據測算，人體皮膚每天蒸發的水分在 600 毫升以上，從鼻腔呼出的水分也不少於 300 毫升。要及時補充這些損失，尤其是秋季，每天至少要比其他季節多喝水 500 毫升，以保持肺臟與呼吸道的正常溼度。

最後我提醒小薇，養肺必須少憂愁而多歡笑。發自肺腑地微笑，可使肺氣布散全身，使臉部、胸部及四肢的肌群得到充分放鬆。另外，肺氣下降可使肝氣平和，從而保持情緒穩定；肺氣下降還可與腎氣相通，有強腎的功效。

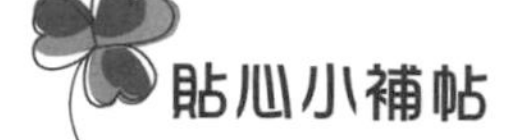

按摩相應穴位，也有護肺的功效。

按迎香穴：將兩手拇指的外側相互摩擦，有熱感後，用拇指外側沿著鼻梁、鼻翼兩側上下按摩 60 次，然後按摩鼻翼兩側的迎香穴（位於鼻翼邊緣半寸，在鼻唇溝中）20 次。

叩肺俞穴：手臂從肩上伸向背部的肺俞穴（位於人體的背部，當第三胸椎棘突下，左右旁開二指寬處），用中指的指肚在該穴位處按順時針或逆時針方向輕輕按壓，每天 2～3 次，每次 2 分鐘。

辨清類型，幫妳遠離腎虛

腎虛導致的脫髮、失眠等症，必須從補腎入手！
女人也會腎虛？
腎虛

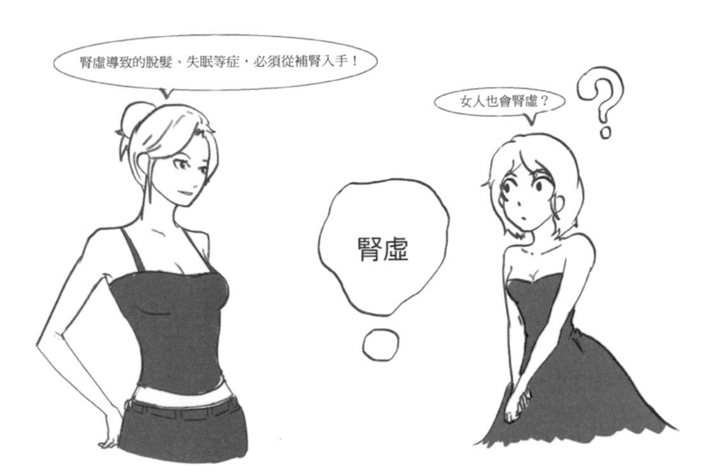

腎臟健康了，女人才能真正容光煥發

有些女人一聽說「補腎」就大搖其頭，認為這是男人的事情。事實上，「男怕傷肝，女怕傷腎」是有一定科學依據的，只有腎臟健康了，女人才能真正容光煥發、鮮嫩水靈。

中醫認為，「腎為先天之本」，腎中的精氣充足，人的生長發育及生殖功能就正常，會面色紅潤、齒固髮黑、耳聰目明、記憶力好、性功能正常、身體強健。反之，腎中的精氣不足，女性就會出現頭髮稀疏、眼圈發黑、肌膚沒有光澤、莫名其妙地發胖、記憶力差、腰膝酸軟等症狀。

曉琪剛剛 32 歲，在一家商務公司上班，工作不是很忙，但最近總愛掉頭髮，平時很注意保養的她非常不解，怎麼會這樣呢？於是，她便來我的門診看病。

經診斷，我發現她是典型的腎虛症狀。女性腎氣最盛的時期是 22 歲左右，25 歲以後就開始漸漸衰退。「腎主水，其華在髮」，腎臟功能的好壞可以表現在頭髮上。頭髮柔韌有光澤，說明腎臟健康。腎虛的人常常頭髮易斷且沒有光澤，容易出現脫髮現象。

當然，腎虛有很多類型，其中最常見的就是腎陰虛與腎陽虛。腎陰虛表現為，口乾舌燥、皮膚瘙癢、失眠多夢、心情煩躁、腰膝酸軟、手足心熱、耳鳴頭暈、經少甚至閉經等。腎陽虛表現為，面色白或黝黑、膝腰酸疼、精神不振、手足冰冷、畏寒怕風、腹瀉、身體浮腫，甚至出現性慾低下、不孕不育等症。

曉琪便屬於腎陰虛。我告訴她：「要想遠離脫髮、失眠等症，必須從補腎入手。」但腎虛不能盲目補，必須先弄清是腎陰虛、腎陽虛，還是腎陰陽兩虛、腎氣虛（這要靠專業醫師的診斷）。一般來說，腎陰虛可以服用六味地黃丸，建議多吃魚、鴨、黑木耳、黑芝麻、核桃、蟲草等；腎陽虛可以服用金匱腎氣丸，建議多吃羊肉、韭菜、鹿茸等。

我常為腎虛患者推薦以下食療小偏方。

冬蟲夏草老鴨湯

1. 取老鴨 1 隻，處理乾淨，切塊，倒入適量黃酒拌勻、去味，放入沸水中稍微煮過，撈出用涼水沖洗；蟲草 5～10 克洗淨泥沙。
2. 砂鍋中放入薑片、蔥段及適量清水，大火煮沸。
3. 放入鴨塊、蟲草，再次大火煮沸，改小火慢燉，至鴨肉熟爛即可。

功效 滋陰補腎，適用於因腎陰不足而導致的失眠、耳鳴、腰膝酸痛、口乾咽燥等。

鹿茸枸杞豬腰湯

1. 取豬腰 2 個，處理乾淨、切碎；將豬腰放入鍋中，加生薑翻炒至熟。
2. 與鹿茸 10 克、枸杞子 20 克一起放入鍋中隔水燉熟，加鹽調味即可。

功效 可補腎陽，適用於因腎陽虧損而造成的頭暈、耳鳴、疲倦無力、怕冷等。

我還叮囑曉琪「黑色入腎」，養腎平時可適當多吃黑色食物，如黑米、黑棗、黑豆、黑芝麻、黑木耳、烏雞等。儘管這些黑色食物營養各不相同，但它們都是養腎的好幫手。

曉琪意識到了養腎的重要性，回去後不僅按時吃藥，每週喝兩次冬蟲夏草老鴨湯，而且平時還非常注意飲食、睡眠及運動。兩個月後，曉琪的脫髮、失眠等症狀便消失了，她打電話給我，高興地說：「我又一次感受到了青春活力！」

貼心小補帖

「六味地黃丸」一直被譽為「補腎名方」，但它是一味補腎陰的中成藥，主要適用於腎陰虛或肝腎陰虛的病人。如果腎陽虛的患者服用，勢必會加重腎陽虛的症狀。因此可以說，腎虛不僅僅是吃「六味地黃丸」這麼簡單的事情。

搓腰眼按穴位，簡單有效巧養腎

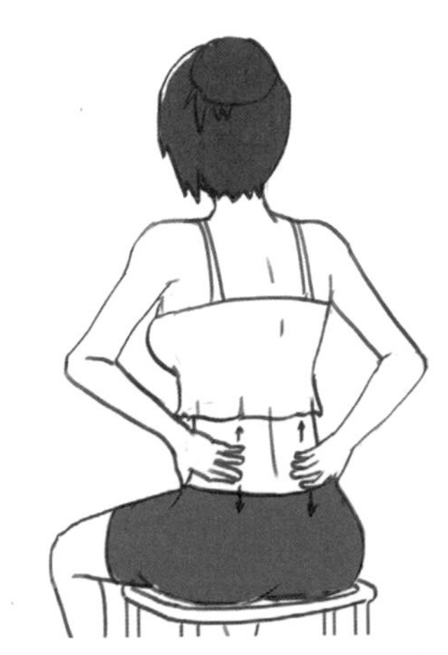

經常搓揉腰眼是養腎的好方法

倪紅最近有些苦惱，每次逛街即使不喝水，也總想著上廁所。排了半天隊，終於輪到她了，但每次尿量很少。才出來沒多久，她就又惦記著上廁所了。

我給她做了詳細檢查，發現她不僅小便頻多，而且面色蒼白、舌苔淡白、脈搏細弱，此外，她還常感到氣短自汗、倦怠無力，這是典型的腎氣虛症狀。而她之所以尿頻，正是由於腎氣虛引起的。中醫認為，當身體品質下降時，腎氣出現虛虧，膀胱平滑肌的肌纖維張力就會下降，使膀胱的伸縮性降低，腎關不固，就像門關不嚴，因此就會出現尿頻或尿失禁現象。

我安慰她，不必緊張，她的狀況並不嚴重，但必須要注意養腎了。我建議她注意保暖，適當多吃些補腎食物，如黑豆、黑米、黑芝麻、核桃、枸杞子、山藥、羊肉、蟲草等。我還特地為她推薦了幾個簡單有效的養腎小偏方。

正所謂「腰為腎之府」，意思是說，腰就像腎臟的「府邸」。因此，經常搓搓腰眼（在背部和肚臍相對的位置，左右兩側各約四橫指的地方就是腰眼穴）是養腎的好方法。

具體做法為：端坐在床上，兩手對搓至發熱，然後用掌根輕擦腰眼穴約 3 分鐘，感覺溫熱即可。也可以兩手握拳，輕輕叩擊這個部位，感覺溫熱為止。

腰眼穴是腎的位置所在。經常搓腰眼，這個動作雖然看似簡單，卻有活躍下腹臟腑、暢達氣血的作用。腎喜溫惡寒，而搓腰眼直到感覺溫熱，能夠有效防止寒氣入腎，從而溫煦腎陽、強壯腰脊。

此外，按摩相應穴位，也有良好的養腎功效。

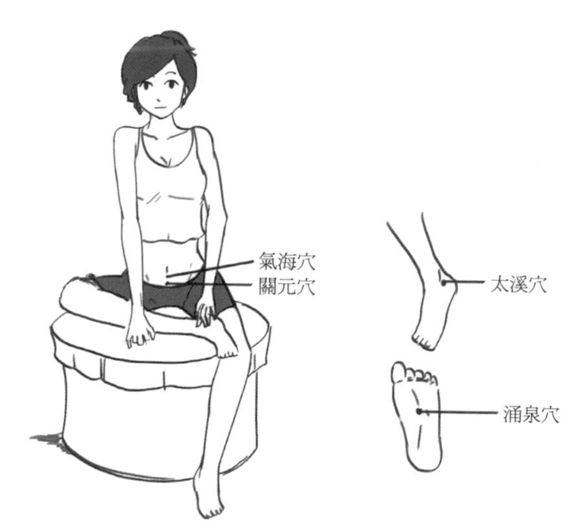

按摩湧泉、太溪、關元、氣海等穴，有良好的養腎功效

◆湧泉穴：取坐姿，兩手對掌握熱後，以左手擦右腳湧泉穴（足前部凹陷處，第二、三趾趾縫紋頭端與足跟連線的前三分之一處），以右手擦左腳湧泉穴，直至感覺溫熱即可。湧泉穴是腎經的起始穴位，經常按摩可益精補腎。

◆太溪穴：取正坐或平放足底的姿勢，用手指分別按揉兩腳的太溪穴（位於足內側，內踝後方與腳跟骨筋腱之間的凹陷處），以產生酸痛感為宜，分別按 30 次即可。太溪穴是腎經上的原穴，經常按摩可袪除疾病、養腎強身。

◆關元穴：將雙手交疊放在關元穴（位於下腹部，前正中線上，肚臍下方 3 寸處）的位置上，稍施壓力後，用交叉的雙手以較輕的力度，快速、小幅度地做上下推動的動作。也可以以關元穴部位為圓心，用任意一隻手的手掌分別進行逆時針及順時針按摩 3～5 分鐘。然後，隨著呼吸的節奏按壓關元穴（呼時按，吸時放）3 分鐘。關元穴是一身元氣之所在，經常按摩有養腎回陽的作用。

◆氣海穴：將兩掌掌心相向貼緊，搓至手心發熱後，先以右掌心緊貼氣海穴（位於下腹部，前正中線上，肚臍下方 1.5 寸處），以輕柔緩慢的動作，按順時針方向分小圈、中圈和大圈按摩 50～100 次。再將雙手搓熱，以左掌心按逆時針方向，如前法按摩 50～100 次。氣海穴是生氣之源，為人體元氣化生的「海洋」，經常按摩有補腎養腎的作用。

最後我要特別指出的是，像倪紅一樣出現尿頻症狀，如果 24 小時的尿總量超過 2500 毫升，則要警惕糖尿病的可能。另外，精神因素也可能引起尿頻，這種情況多見於中年女性，並伴有經常失眠、消化不良或神經衰弱，表現為時多時少，一般對身體健康沒有什麼危害。

貼心小補帖

民間有「每日吃豆三錢，何須服藥連年」的俗語。中醫認為，豆為腎之穀，是較好的補腎食物。女人如果有腎虛問題，可以在食物中加入豆類，如黑豆、豌豆、刀豆、花豆等。

chapter 3　特殊時期，給予特別關照

女人的一生有許多特殊時期，如經期、孕期、更年期等。這些特殊時期都要耗費女人的氣血。因此，補氣養血是女人生活中的重要課題。不論是為了健康還是為了美麗，女人都要學會補益氣血。此外，女人在特殊時期必須獲得特別關照。如玫瑰花茶可改善經期情緒低落，紅酒燉蘋果能有效緩解痛經，多吃絲瓜可調理月經，暖宮操有助於擺脫「宮寒」，代代雙仁茶能改善更年期症狀……

經期情緒低落，泡杯玫瑰花茶

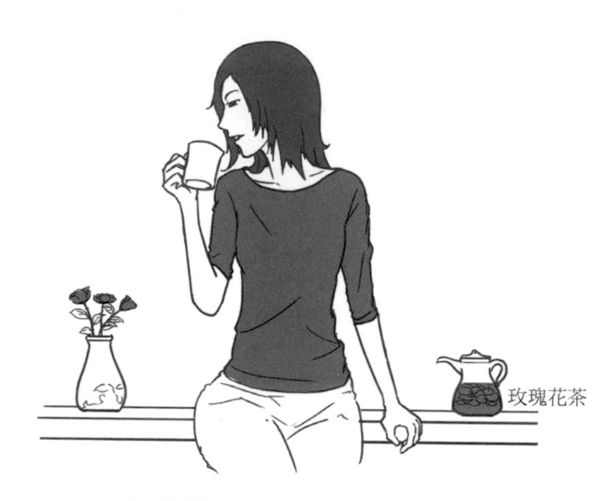

經期情緒低落，泡杯玫瑰花茶

燕子是我老朋友的女兒，在一家商務公司上班。那天，我去老友家串門。剛一進門就看見了燕子，她熱情地為我泡了杯茶。

我發現，燕子不僅氣色不好，而且精神不佳。我問她是不是身體有什麼不適，她苦惱地說：「每個月『那幾天』，我都會莫名其妙地情緒低落。」

我告訴她不必擔心，有許多女性朋友都和她的情況類似。燕子苦笑著說：「我平時工作忙，回到家就是個典型的『懶人』。您幫我看看有什麼調理的方法，越簡單有效越好。」

我哭笑不得，喝了口手中的茶，突然想到，燕子的狀況用茶調理也是不錯的選擇。於是，我建議她平時不妨喝點具有理氣解鬱、活血散瘀、調經止痛功效的「玫瑰花茶」。

玫瑰花茶

取一個透明玻璃杯，放入 15 克玫瑰花，加適量沸水，浸泡 5～10 分鐘，代茶飲用。還可以根據個人口味調入冰糖或蜂蜜。

功效 性溫，味甘、微苦，具有鎮靜、安撫、抗憂鬱的功效。

其實，經期飲用「玫瑰花茶」，不僅能改善不良情緒，還可以還女性朋友一個好氣色。中醫認為，面色是否紅潤與人體的氣血關係密切，而玫瑰花具有行氣活血、調和臟腑的功效，經常飲用不僅能讓黯淡的膚色逐漸紅潤起來，而且對面部的一些色斑也有明顯的改善作用。因此，面色黯淡或被色斑困擾的女性朋友，經期可每天取玫瑰花 15 克、紅棗 3～5 顆，用沸水沖泡代茶飲用。泡過的玫瑰花不要隨手扔掉，可以將其搗成糊，睡前敷在臉上，乾後用溫水洗去，具有滋潤肌膚、消除色斑的功效。不過，玫瑰花最好不要與茶葉泡在一起，因為茶葉中大量的鞣酸會影響玫瑰花的效果。

過了一段時間，燕子打電話向我致謝，說她這段時間持續喝玫瑰花茶，如今不僅告別了月經期間的情緒低落，而且皮膚也變得白裡透紅了。

貼心小補帖

女性朋友在洗澡時，不妨將玫瑰花瓣放入浴水中，花瓣在水中釋放出的成分，不僅具有鎮靜安神、舒緩焦慮的作用，還能使肌膚光滑柔嫩。

紅酒燉蘋果，緩解痛經有奇效

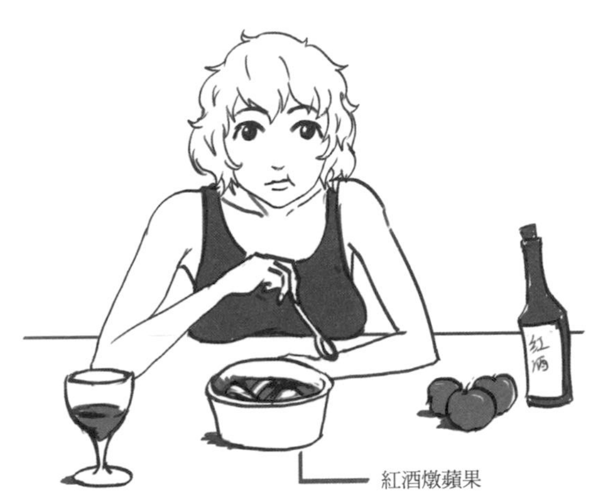

紅酒燉蘋果可緩解經痛

路薇是一位知性女性，平時溫文爾雅，可每個月總有那麼幾天讓人不敢接近，因為她有經痛的毛病，每當月經來潮時，她都會感到噁心、嘔吐，有時還會感到頭痛、腹瀉；行經前兩天，還會肚子痛得厲害，正因為此，「那幾天」她的脾氣很不好。

中醫認為，陰陽失衡、氣血失調、臟腑功能失常都會導致經血流通受阻，引起疼痛，即所謂的「不通則痛」。現代醫學研究發現，經痛與體內的前列腺素水準有關。在月經前 48 小時，子宮內膜的前列腺素水準達到最高峰，會直接使子宮血管收縮、缺血缺氧，然後就產生了疼痛，這與中醫講的氣血不暢很相似。

那麼，像路薇這樣的痛經患者，難道除了吃藥，就沒有緩解痛經的好方法了嗎？或者說，有沒有什麼偏方可以輔助治療痛經呢？

我曾建議好幾個經痛患者採用艾灸熏小腹的方法，安全有效且無副作用。具體方法為：在來月經前一周，每天晚上睡覺前用艾灸熏小腹 5 分鐘，以肚子感覺舒服為宜，直到月經來潮為止。需要注意的是，熱度以自己能承受為限，如果感覺溫度過高就離遠點，如果感覺溫度過低則離近點。

此外，紅酒燉蘋果也是緩解痛經的好偏方。

紅酒燉蘋果

1. 取蘋果 400 克洗淨、去皮，切成月牙狀。
2. 將蘋果放入鍋中，加適量紅酒沒過蘋果，用中火燉煮 15 分鐘後關火。
3. 等蘋果在紅酒中浸泡 2 小時後即可食用。

功效 蘋果含有豐富的維生素，而其中的維生素 B6 對經痛有療效。

1 個蘋果約含有 30 毫克類黃酮，可調節血脂、降低血液黏稠度、擴張血管、解除痙攣；蘋果含有糖及鋅、鎂等多種元素，有很好的鎮靜安神作用。紅酒具有通經活絡的功效，用於緩解痛經很有效。蘋果與紅酒搭配，不僅口感不錯，而且在月經前一周連續服用，輔助治療痛經的效果也很好。

此外，取穴按摩也能緩解痛經。具體做法為：在月經來潮前一周，每晚睡前空腹，取仰臥位，全身放鬆，將掌心置於神闕穴（肚臍）之上，靠腕關節帶動掌指關節，產生柔和的震顫並作用於腹部，振動的頻率稍快，每次按摩 10～15 分鐘，每日 1 次。

這一方法的原理來自於《黃帝內經》，「血不得散，小絡急引，故痛。按之則血氣散，故按之痛止。」因此，藉著在腹部高頻率地按摩，能達到通氣血的效果，對於痛經有很好的療效。

貼心小補帖

藉由食療可以緩解痛經，平時飲食應多樣化，不可偏食；應經常吃一些具有理氣活血功效的蔬菜水果，如薺菜、香菜、胡蘿蔔、橘子、佛手、生薑等；身體虛弱、氣血不足的女性，宜常吃補氣、補血、補肝腎的食物，如紅酒、雞、鴨、魚、雞蛋、牛奶、豆類等。

月經不調，多吃絲瓜可調理

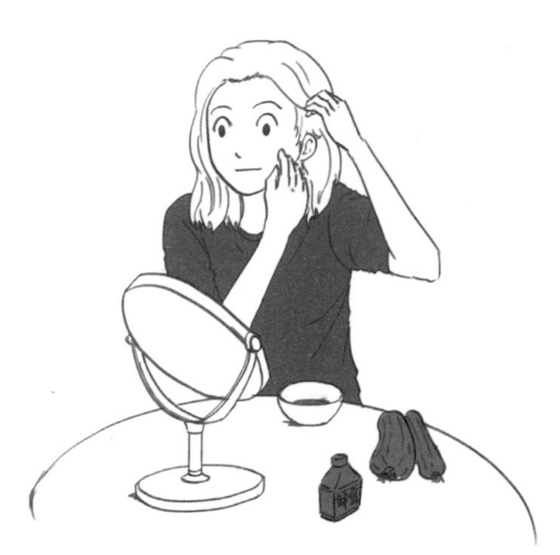

絲瓜加蜂蜜，可美顏潤膚

生活中，許多女性朋友都有月經不調的問題。簡單來說，月經不調包括月經經期及週期不規律、經量異常、生理期間身體不適等。

一旦遇到月經不調，大多數人都想著藥物調理，卻很少有人知道多吃絲瓜對改善月經不調有奇效。

據《本草綱目》記載，絲瓜性平味甘，有通經絡、行血脈、涼血解毒的功效。中醫認為，老絲瓜經絡貫穿，類似於人體的經絡，因此，可借老絲瓜之氣導引人體的經絡，使經絡通暢、氣血通順，月經自然也就通順了。

我曾在不少書籍中看到過利用絲瓜來調節月經的偏方，現摘錄幾個。

◆取絲瓜絡 1 個，加水 1 碗煎服，常喝可調理月經。

◆把絲瓜子烘乾，加水 1 碗煎服，水開後加入少量紅糖，沖黃酒溫服。早晚各 1 次，對調理月經有效。

◆取老絲瓜 1 個，燒乾後研成細末，每次服 9 克，鹽開水調服，可治療月經過多。

絲瓜絡、絲瓜子、老絲瓜都是調整月經的佳品，同時，平時多吃一些用絲瓜烹飪的各種美味佳餚，對預防和改善月經不調也很有幫助。

蒜蓉絲瓜

1. 取絲瓜 2 根，去皮、洗淨、切片，大蒜 1 頭去皮、洗淨、剁成蒜蓉，蔥花少許備用。
2. 鍋入油燒熱，下蔥花熗鍋，倒入絲瓜片翻炒，用鹽、雞精調味，最後加入蒜蓉，炒熟即可。

絲瓜炒肉片

1. 取絲瓜 2 根，去皮、洗淨、切片，瘦豬肉 200 克洗淨、切片，薑末、蔥花各適量備用。
2. 鍋入油燒熱，下薑末熗鍋，放肉片炒至變色，再放入蔥花，加適量醬油使肉片上色。
3. 倒入絲瓜片翻炒，用鹽、雞精調味，放少許白糖，炒熟即可

絲瓜炒蝦仁

1. 取絲瓜 2 根，去皮、洗淨、切條，青、紅椒各半個洗淨、切絲，薑

末、蒜蓉各適量。

2. 蝦仁 200 克洗淨，瀝乾水分，用少許鹽、醬油拌醃 15 分鐘。
3. 取一只空碗，將雞蛋 1 個打散，製成蛋液，倒入熱油鍋中，炒熟備用。
4. 重新燒熱油鍋，下薑末、蒜蓉熗鍋，放蝦仁稍炒，加少許料酒去除腥味。
5. 下入絲瓜炒 1 分鐘，期間可加少許清水。
6. 倒入雞蛋及青、紅椒絲炒熟，加少許鹽調味即可。

絲瓜鮮筍草魚湯

1. 取絲瓜 2 根去皮、洗淨、切菱形片，鮮竹筍 100 克切薄片，入沸水汆燙，薑 15 克洗淨、切片。
2. 草魚肉 300 克洗淨、切薄片，加生油、醬油、太白粉拌醃片刻。
3. 鍋中加適量清水，放入薑片，大火煮沸，下絲瓜、鮮筍、草魚，繼續大火煮沸，改小火慢燉，待食材熟爛時加少許鹽調味即可。

不過需要提醒的是，每個人的月經不調症狀不同、程度不一，對於輕微的月經不調，自然不必擔心，藉由飲食調理便有很好的療效，但對於嚴重的月經不調，則必須找專業醫師診治，千萬不要貽誤了病情。

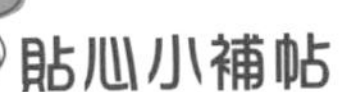

貼心小補帖

絲瓜中含有豐富的防止肌膚老化的維生素 B1，以及可增白肌膚的維生素 C 等成分，能保護肌膚、消除斑塊，使肌膚白皙、細膩，是不可多得的美容佳品，故絲瓜汁有「美人水」的美譽。

女性朋友要想美容養顏的話，可將生長的絲瓜藤割斷，流出的汁液用紗布蘸取塗抹臉或肌膚，有潤肌防皺的功效；也可以將絲瓜直接榨汁，調入適量蜂蜜或甘油，塗抹臉或肌膚，美容效果也不錯。

祛除血寒，艾葉生薑煮雞蛋

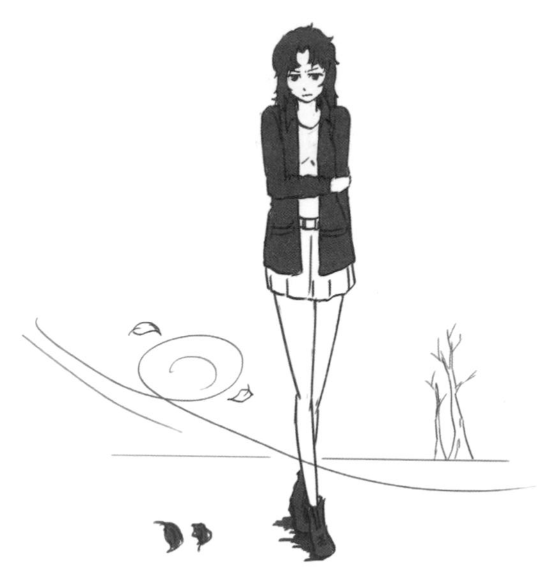

天氣冷了，不要做「美麗凍人」

楊蘭 27 歲，在一家翻譯公司上班，她來我的門診看病，是因為每次月經總是延遲，短時十幾天，最長時甚至達兩個月之久，而且每次月經來潮時，經血顏色偏暗紅且量多，還會伴有小腹陣陣疼痛。

毫無疑問，楊蘭屬於典型的月經延遲。一般來說，女性朋友的月經週期為 28～30 天。提前或延遲 7 天左右仍屬正常範圍，但如果超過 7 天還沒有來月經，即為月經延遲。

我為她做了詳細的檢查，發現她之所以月經延遲，是因為血寒的緣故。中醫認為，體內有寒氣，就會造成血寒，血液流動的速度會變慢，氣血瘀滯不暢，經血就會呈現出暗紅色，且量較大，在月經期間還會出現小腹陣陣疼痛，同時伴有面色青白、四肢冰涼、畏寒怕冷等寒症表現。

我告訴楊蘭，要想月經正常，就必須祛除體內的寒氣，首先要做好保暖工作，千萬不要為了追求美麗時尚，而穿衣很少或總穿短裙，否則容易使寒氣侵入體內。此外，還可以多食用一些溫熱性質的食物。

酒釀蛋花湯

1. 取雞蛋 2 個，打散製成蛋液。
2. 鍋中加適量清水，煮沸後放入適量紅糖、薑末、酒釀，繼續煮沸，放入打散的雞蛋，用筷子攪拌一下，讓蛋花鬆散一些，稍煮即可。

生薑紅糖大棗粥

1. 取乾薑 10 克洗淨，加水煎煮 30 分鐘。
2. 粳米 50 克洗淨，大棗 20 顆洗淨、去核。
3. 粳米、大棗與薑水一起煮粥，粥將熟時，放入適量紅糖調味即可。

當歸生薑羊肉湯

1. 取當歸 20 克洗淨，用清水浸軟，切片；生薑 30 克洗淨，切片。
2. 羊肉 500 克剔去筋膜，放入開水鍋中略燙，除去血水後撈出，切片。
3. 將當歸、生薑、羊肉一起放入砂鍋中，加入清水、黃酒，大火燒沸後撇去浮沫，再改用小火燉至羊肉熟爛，加入適量食鹽調味即可。

我為楊蘭開了一些活血化瘀祛寒的藥物，並為她推薦了一款輔助治療血寒瘀滯造成月經延遲的經典小偏方——艾葉生薑煮雞蛋。

艾葉生薑煮雞蛋

1. 取艾葉 9 克、生薑 15 克、雞蛋 2 個、紅糖適量；雞蛋煮熟，去殼備用。
2. 將艾葉、生薑、雞蛋一起放入砂鍋中煮熟，然後放入紅糖，再稍微煮一下，去掉藥渣，吃雞蛋，把生薑艾葉湯也喝掉。

「艾葉生薑煮雞蛋」服用的時間一般是月經前 7 天，每天 1 次，連喝 3～5 天。

這個偏方來源於古代名方「艾薑湯」，其中艾葉能暖氣血、溫經脈，可治療女性氣血寒滯、腹中冷痛；生薑可祛臟腑沉寒，最善促進消化、溫中止嘔。在「艾薑湯」中加入雞蛋、紅糖，則能活血化瘀、扶正祛寒。體內的寒溼被祛除了，月經自然就正常了。

事實上，中醫認為月經延遲的原因，除血寒外，血虛也不可忽視。如果體內血虛，則會導致月經延遲，且量較少，同時伴有心悸、眼花、面色發黃等血虛症狀。

對於血虛的女性來說，平時可以適當多吃些阿膠，這是補血的一個好方法（這在第一章中已經說過）。但在服用阿膠時必須注意，阿膠屬於比較黏稠滋膩的滋補品，春夏可適當減少，冬季可稍多。如果服用後出現消化不良或咳嗽痰多的現象，應立即停止服用。此外，由於阿膠的止血功能大於補血，因此，氣滯血瘀的女性不宜服用，否則容易上火。

貼心小補帖

現代女性大多「美麗凍人」，不分季節都穿得很清涼，體內多多少少有一些寒氣聚集，而寒氣不僅易導致月經不調，而且極易傷害子宮，比如不孕、子宮肌瘤、子宮癌等都與寒溼有很大的關係。

韭糖飲，製作簡單溫經補氣

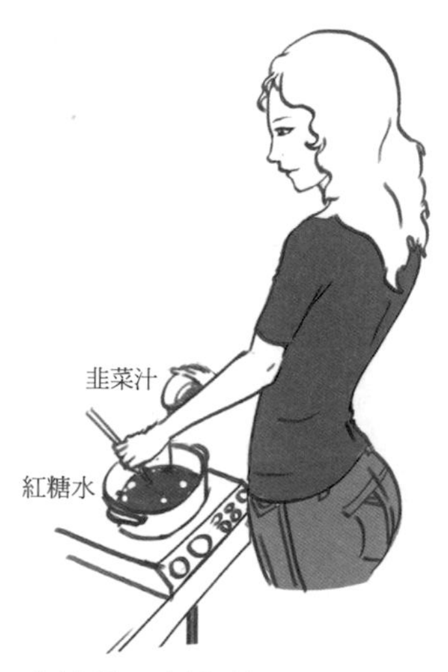

韭糖飲，製作簡單溫經補氣

有一年秋末，鐘小姐來找我看病，她說她每次月經期間及月經後，小腹及下腹都會隱隱作痛，每次按壓或熱敷後就會減輕，不過活動之後又會疼痛加重，而且每次經量較少。

我為鐘小姐做了詳細的檢查和問診，發現她舌質淡、苔薄白、脈細無力，而且還伴有面色萎黃、頭暈心悸、腰酸腿軟、倦怠無力等症狀。我告訴她，她之所以痛經，是氣血兩虛造成的。

事實上，每到秋冬季節，許多女性朋友都時常感到心情低落、疲倦無力，且面色發黃。與此同時，月經不調、行經腹痛也會結伴而行。這是因為秋冬季節氣溫降低，寒涼之氣成為主導，人體內經脈收縮，氣血運行隨之減慢，容易出現氣血不暢。倘若原本就氣血不足，則必定會加重症狀，使患者不得不求助於專業醫師。

中醫認為，氣和血是女人健康的根本。若氣血兩虛，則肌膚枯黃黯淡、面色憔悴，氣滯血瘀導致經行不暢；氣血充盈，則肌膚能得到營養、面色潤澤，氣血通暢也就經行順暢。

我為鐘小姐開了一些補益氣血的藥物，並叮囑她：「要想遠離痛經，就必須改善氣血兩虛。」而且要保持良好的生活習慣，儘量避免熬夜；積極參加戶外運動，放鬆心情；少吃辛辣、刺激的食物，多吃益氣補血的食物及藥膳（我在第一章中已經做了詳細敘述）。

此外，我還為鐘小姐推薦了一款緩解痛經的食療偏方——韭糖飲。

韭糖飲

1. 取新鮮韭菜 300 克洗淨，瀝乾水分，然後切碎並搗爛，取其汁液備用。
2. 將 100 克紅糖放入一個鋁鍋中，加少量清水煮沸，再兑入韭菜汁拌勻即可飲用。

功效 溫中行氣、活血散瘀、健胃提神、理氣降逆、止汗固澀、補腎固精。

將韭菜根、葉搗成汁服用，可有效地止痛、消炎、止血。《本草綱目》記載：「韭籽補肝及命門，治小便頻數，遺尿，生汁主上氣，喘息欲絕，解肉脯毒。」

紅糖性溫、味甘，具有暖胃、去瘀、活血、補脾、緩肝、潤腸的功效，適宜痛經女性服用。《隨息居飲食譜》中說：「（紅糖）散寒活血，舒筋止痛。」

韭菜與紅糖搭配，不僅製作簡單，具有良好的溫經補氣功效，可有效緩解氣血兩虛型痛經，而且可使肌膚紅潤有光澤。一般來說，痛經時每日飲用 1 次，連飲 2～3 日為一個療程，每次服用後注意俯臥片刻。

貼心小補帖

營養不良、過度減肥、長期熬夜、病後調養不當等，都容易導致女性氣血兩虛。氣血兩虛的人平時很容易感到疲憊，工作時打不起精神，臉色也比較差。要想改善這種狀況，就必須從日常飲食、運動、心理等方面著手。此外，可以適當多喝點高麗參茶，因為高麗參性溫，可滋養氣血，能較好地改善女性氣血兩虛的狀況。具體方法為：取高麗參 3 克，切成薄片，放入杯中加沸水沖泡 10～15 分鐘，代茶飲用。

益母草，不可多得的女人草

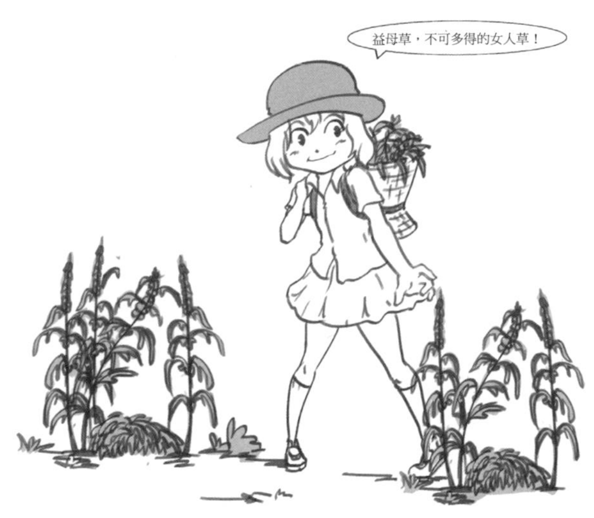

益母草可行氣化瘀、活血養血、調經利水

尹萍是我的一位親戚，今年 22 歲，她在父母的陪同下來我家做客。原來，她已經被經痛困擾了一年多，每次月經來潮時不僅腹部疼痛，月經裡還夾著血塊，血塊排出後則疼痛減輕。

我為她檢查後，發現她舌淡苔白，脈弦緊，還伴有四肢冰冷。我確診她是氣滯血瘀導致的經痛，應以通調氣血為治療原則。

閒聊時，她似乎想起了什麼，忽然問我：「我聽說益母草對治療經痛很有效，不知道是不是真的？」我微笑著告訴她，益母草的確可以治療她的症狀。

於是，我為她推薦了一個治療痛經的小偏方——益母草煮雞蛋。

益母草煮雞蛋

1. 取益母草 20 克、雞蛋 2 個、元胡 10 克，一起放入砂鍋中，加入適量清水同煮。
2. 雞蛋熟後去掉蛋殼繼續煮 5 分鐘，去掉藥渣，吃蛋喝湯。經痛的女性，一般經前 1～3 天開始服用，每日 1 劑，連服一周。

功效 益母草性微寒溫，味辛、甘、苦，可行氣化瘀、活血養血、調經利水。

現代研究表明，益母草能有效加強子宮的血液循環，使經血的排出更加順暢；元胡可行氣活血、散瘀止痛，是臨床治療痛經的常用藥；雞蛋在此方中，不僅有滋陰養血的作用，還能有效調節益母草的寒性。益母草、元胡、雞蛋搭配，可行氣、養血、活血、去瘀、止痛。

此外，用益母草泡茶，具有活血化瘀、疏肝行氣、調經止痛等多種功效。

益母草茶

1. 取益母草 15 克研為粗末，製成茶包。
2. 與紅茶 3 克、紅糖 10 克一起置於壺中，沖入 500 毫升沸水，加蓋悶置 20 分鐘，即可代茶飲用。每天 1 劑，當天飲完。

如果不想泡茶的話，還可以用益母草煮粥食用。

益母草粥

1. 取益母草 20 克用少許清水浸泡 15 分鐘，大米 100 克洗淨。
2. 將益母草、大米一起放入砂鍋中，加適量清水大火煮沸，改小火繼續熬煮。
3. 取 1～2 個雞蛋製成蛋液，粥將熟時倒入鍋中，用筷子攪拌成蛋花稍煮即可。（如果再加入適量紅糖調味，則風味更佳，功效也更加顯著。）

當然，益母草雖是不可多得的女人草，但在服用時依舊要注意禁忌。益母草以活血散瘀為功用，如果沒有氣滯血瘀，或是月經量過多的女生、貧血的女生則一定要忌用，否則會造成流血過多或加重貧血症狀。同時，益母草的用量每人每天以 10～30 克為宜，而且在烹製益母草時要忌鐵器，以免其功效遭到破壞。

貼心小補帖

研究發現，益母草含有多種微量元素，如硒元素，可以增強免疫細胞的活力、緩解動脈粥樣硬化、提高機體抵抗疾病的能力等；錳元素，能抗氧化、防衰老、抗疲勞及抑制癌細胞的增生。因此，益母草還具有益顏美容、抗衰防老的功效。

《新修草本》記載，武則天長年使用調製後的益母草粉來擦洗臉和雙手，活到 80 歲的時候，依舊保持著花容月貌。

暖宮操，有助於擺脫「宮寒」

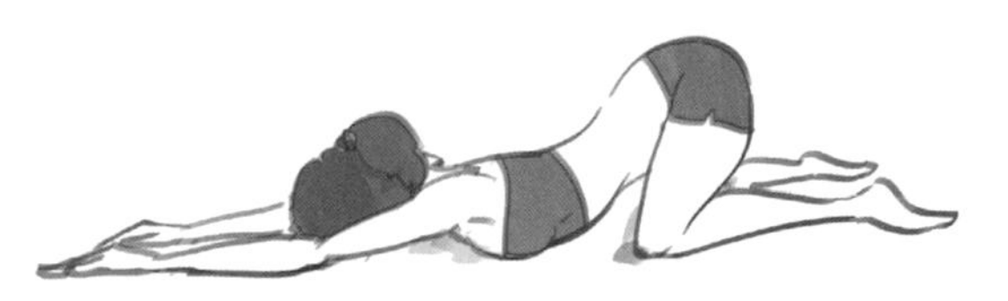

⑴ 全身放鬆，雙膝分開，跪於床上，挺直腰部，向前彎腰，讓胸部盡量接近床面，保持 3～5 分鐘；

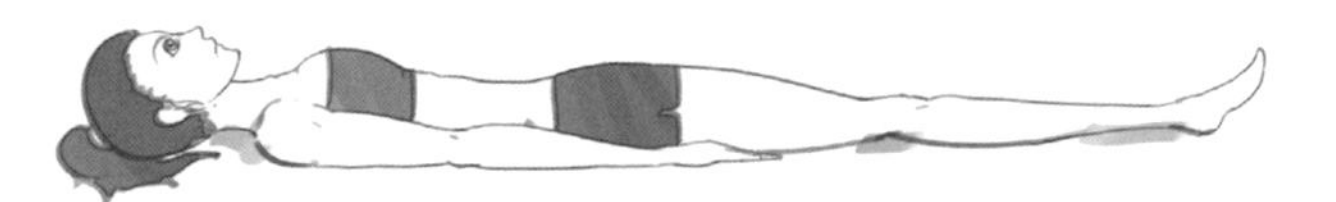

⑵ 接著，平躺在床上，做收腹提臀運動，在高位時盡量保持 2～3 分鐘，感覺子宮隨身體一起收縮。

暖宮操

剛剛步入職場的初中女教師媛媛，每到經期就腹痛難忍，嚴重的腹痛不僅影響了她的生活，甚至導致她不能安心工作。近來，一到經期她就會產生恐慌心理，害怕痛經帶來的折磨。為了減輕經期腹痛，媛媛曾多次就醫，吃過不少藥，雖然在藥物的作用下暫時緩解了腹痛，但下次月經來潮時依然腹痛難忍。

在朋友的介紹下，媛媛來我的門診看病。經過診斷，我發現媛媛的經期腹痛是由「宮寒」引起的。

俗話說「十女九寒」，這個「寒」指的就是「宮寒」，是由於腎陽不足導致下腹墜脹、疼痛、白帶多、經痛、月經失調等症狀的女性疾病。「宮寒」對於女性的經、帶、胎、產等特有的生理影響不可小覷，嚴重者甚至會導致不孕不育。

此外，媛媛是個胖胖的女孩，這是「宮寒」患者的另一常見表現。

「宮寒」患者子宮熱量不足，為維持自身的生理機能，脂肪就充當起了「護宮使者」，子宮越冷，身體就越需要囤積脂肪，從而引起肥胖。

我告訴媛媛，「宮寒」尤其要注意日常調養。如不可貪涼，即使在炎熱的夏季，冷飲、冰茶、瓜果等寒涼之物也不可貪多，否則易耗損陽氣，導致寒邪內生；可適當多吃些溫補的食物，如核桃、桂圓、紅棗、花生、羊肉、烏雞等，讓先天的不足由後天的能量來彌補，不必擔心上火，因為「宮寒」體質屬於火氣不足，不易出現上火症狀；快步走也是不錯的選擇，能夠疏通經脈、調暢氣血、改善血液循環，使全身溫暖；經期調養不容忽視，如月經前 3 天可以每天喝點紅糖水，以增加排量，更好地讓月經排淨，還可活血、暖宮。

此外，我特別為媛媛推薦了有助於擺脫「宮寒」的「暖宮操」，具體做法為：全身放鬆，雙膝分開，跪於床上，挺直腰部，向前彎腰，讓胸部儘量接近床面，保持 3～5 分鐘。接著，平躺在床上，做收腹提臀運動，在高位時儘量保持 2～3 分鐘，感覺子宮隨身體一起收縮。每週做 3～4 次，可有效改善「宮寒」症狀。

媛媛回去後，在注意調養的同時，持續做無需投入、無任何副作用的「暖宮操」。一段時間後，她每次月經時腹痛的症狀明顯減輕了很多。兩個月後，她徹底告別了經期腹痛，還通過網路將這種物理療法推薦給不少患者，許多患者反應效果不錯。

貼心小補帖

「宮寒」不僅是手腳冰冷的根源，也是不孕不育的罪魁禍首。「宮寒」的女人腰膝酸軟、氣色差、月經紊亂、痛經、身材易走形、常長黃褐斑，因此女人「宮寒」必須警惕。除注意飲食、合理運動外，還要保持愉悅的心情，這些都有助於改善「宮寒」。

更年期「臟躁」，試試甘麥大棗湯

最近，我總是心煩意亂，有想哭的衝動！
你進入更年期了，這叫「臟躁」！

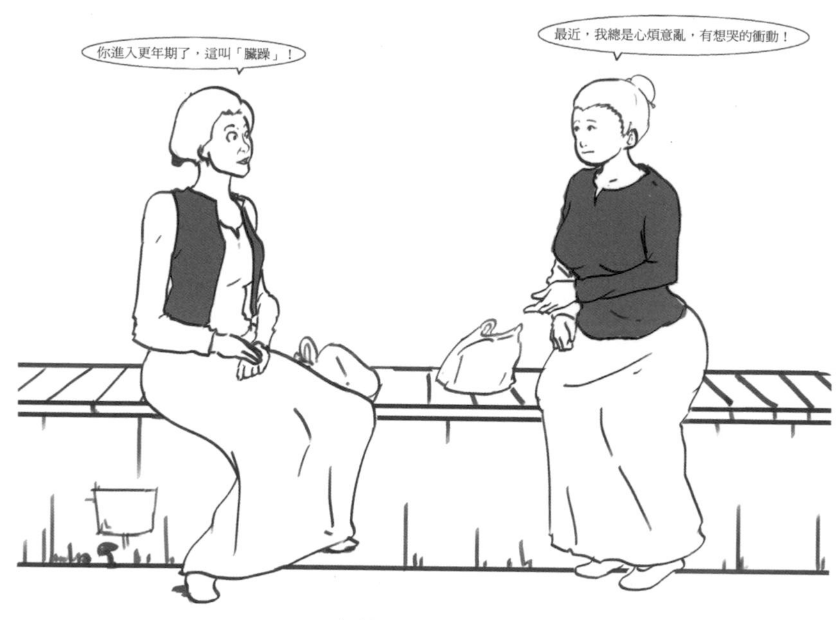

更年期謹防「臟躁」

張太太 48 歲，是位高中教師。近幾個月來，她經常感到心煩意亂，容易悲傷想哭，每次上完課後總感覺非常疲勞，有時還伴有失眠、心慌、注意力不集中等症狀。

她來門診看病，是想解決情緒不好的問題，以免影響工作。經診斷，我發現張太太是更年期典型的「臟躁」症狀。中醫典籍對「臟躁」的描述是：「喜悲傷欲哭，象如神靈所作，數欠伸。」

「臟躁」與患者的體質因素有關，反映了機體精血內虧、五臟失養的失和狀態。「臟躁」的主要表現為精神憂鬱、煩躁不安、無故悲泣、喜怒無常、呵欠頻繁、潮熱汗出、心慌失眠、容易激動等。「臟躁」的症狀以更年期為代表，但又不局限於更年期。在各種壓力日益加重的今天，如果不能很好地進行自我調適，無論是誰都可能會出現「臟躁」。

我告訴張太太，養心寧神的甘麥大棗湯對於改善「臟躁」症狀有很好的功效。

甘麥大棗湯

1. 取淮小麥 18 克、甘草 12 克、去核大棗 9 顆，一起放入鍋中，加適量清水，小火煎煮。
2. 取兩次的煎液，混合調勻，早晚溫服。

淮小麥具有養心寧神的功效，但不要混用了有斂汗止汗作用的浮小麥。那麼，如何區別淮小麥和浮小麥呢？淮小麥原指江淮地區出產的小麥，即品質上乘、顆粒飽滿的麥子；浮小麥指的是乾癟的小麥，放入水中能自動漂浮起來。雖然這兩者都是小麥，但其藥效卻差別很大。

甘草不僅具有清熱瀉火的作用，還能夠調和藥性，清除藥物中的毒素。因此，使用藥性比較烈的藥時，許多方子中都會加入甘草。大棗不僅能益氣健脾、養血安神、美容養顏，而且也能調和藥性。

淮小麥與甘草、大棗搭配，口感甘甜，做法簡單，具有養心安神、清熱解毒、滋陰養臟的功效，適合具有不同程度的「臟躁」症狀的女性服用。

不過，甘麥大棗湯雖然性味平和，但卻能助溼生痰，因此，體內有痰的女生不宜服用。要明確自己體內是否有痰，有個很簡單的方法：看舌苔是否厚膩、口中是否黏膩。

張太太回去後，持續服用甘麥大棗湯。兩個星期後，她的「臟躁」症狀完全消失了，不僅心情好了起來，而且睡眠也有了很大改善。

貼心小補帖

俗話說「吃得好不如睡得好！」睡眠不足除導致第二天頭暈腦漲、精力不集中外，久而久之還會影響人的情緒，使人煩躁易怒。因此，更年期女性要盡力改善自己的睡眠狀況，否則易導致惡性循環，使更年期「臟躁」症狀更為嚴重。

更年期不用怕，代代雙仁茶來幫忙

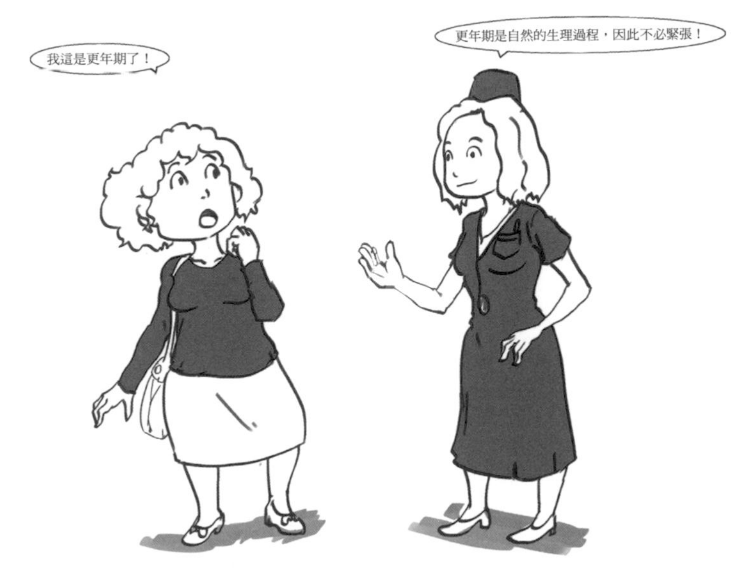

請勇敢面對更年期

朋友張太太原本溫文爾雅，剛剛年過 50 竟突然變得喜怒無常，且常常感覺記憶力衰退、頭暈眼花。她特地來家裡找我，想讓我幫她看看究竟哪裡出了問題。我仔細檢查後發現，她這是更年期的一系列表現。

中醫根據人體的自然規律，將女性的成長發育週期定為 7 年，女性到「七七」49 歲以後，就會絕經更年，進入老年階段。而在這個時候，如果腎精腎氣不足，就容易發生一系列的身心變化，比如腎陰不足，就會出現心煩氣躁、頭暈目眩、失眠多夢等症狀。

我告訴張太太，更年期是自然的生理過程，因此不必緊張。首先，要保持良好的心態，用積極樂觀來消除不應有的恐懼和焦慮；其次，團結和睦的家庭有助於心情舒暢、消除煩惱；合理的膳食很重要，更年期女性在生理和代謝等方面發生了一些變化，胃腸功能減退，應適當限制糖、熱量、動物脂肪、膽固醇和鹽的攝入，適當多補充優質蛋白（奶類、魚類、豆類、瘦肉、香菇、木耳等）、維生素、微量元素、纖維素等；要積極鍛鍊身體，以減慢體力下降；保持良好的生活規律，擁有良好的睡眠，定期做婦科檢查，這些都有益於更年期的身心健康。

接著，我為張太太推薦了一個更年期調理小偏方——代代雙仁茶。

代代雙仁茶

1. 取生棗仁、熟棗仁各 6 克搗碎。
2. 再與代代花 3 克、枸杞子 10 克一起放入保溫瓶中，沖入 600～800 毫升沸水，加蓋悶 30 分鐘，即可代茶飲用，每日一劑。

功效 改善身體疲倦、煩躁不安、精神緊張、失眠多夢、記憶減退等問題。

在這個偏方中，代代花味甘、酸，性微寒，具有理氣行氣、寬中解鬱、養心安神、開胃消食等功效，素有「福壽草」的美譽。

酸棗仁滋補作用十分顯著，有益氣養血、養心安神、健腦益智、強壯筋骨等功效。《名醫別錄》中說：「（酸棗仁）主煩心不得眠……虛汗煩渴，補中，益肝氣，堅筋骨，助陰氣，令人肥健。」此外，酸棗仁無論是生用還是熟用都可治病，如《本草圖經》中說：「睡多，生使；

不得睡，炒熟。」在偏方中將生、熟酸棗仁配合使用，不僅可改善更年期的失眠多夢，還可緩解更年期多睡、精神不振等症狀。

枸杞子味甘、性平，具有養陰補血、滋補肝腎、益精明目的功效，對於改善更年期的症狀也很有益。

不過，需要提醒的是，要注意控制代代花的用量，每人每天不超過3 克為宜，多食易使人變得瘦弱。而且在飲用「代代雙仁茶」期間，要限制高油、高鹽、高脂肪食物，少吃辛辣、刺激等易使人上火的食物，還要戒煙、限酒及戒濃茶。

張太太回去後，在注意更年期調養的同時，每天持續飲用「代代雙仁茶」。兩個星期後，她的症狀得到了很大改善，那個我所熟悉的、幽雅的女士又回來了。

貼心小補帖

也可以將上述食材煮粥食用。具體做法為：取粳米 50 克淘洗乾淨，生棗仁、熟棗仁各 6 克搗碎，粳米、棗仁碎與枸杞子 10 克、適量清水一起煮粥，粥將熟時，放入代代花 3 克，稍煮即可。

chapter 4 妙治小恙，做個健康美人

女人的煩惱很多，如實習生蘭朵，總是悶悶不樂、不愛說話，原來是一直被口臭所困擾；朋友小米因愛美做了一次美甲，卻患上了灰指甲；女強人雨琪原本光潔白嫩的雙手出現了乾燥、粗糙等問題，竟是患上了「主婦手」……這些小恙，讓女人們煩心不已。

妙治小恙，不妨試試這些偏方：桂花檸檬水，唇齒留香告別口臭；大蒜加陳醋，治療灰指甲；甘草芝麻油，順利告別「主婦手」；馬齒莧煎水，有效改善皮膚過敏……

桂花檸檬水，唇齒留香告別口臭

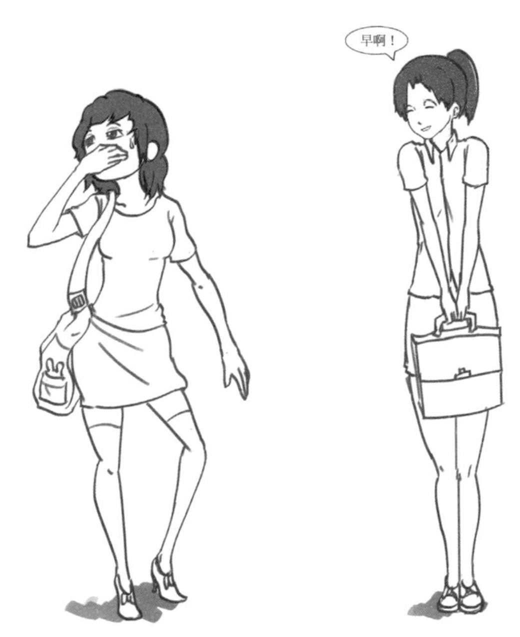

口臭真要命

蘭朵是個胖胖的女生，即將大學畢業，被安排在我的門診實習。與她相處了一段時間後，我發現這個女孩似乎有點不合群，因為她不愛說話，總是悶悶的，即使我問她什麼，她也是能不回答就不回答。

我見她這樣，而且想來她只是在這裡實習幾個月，便漸漸地很少問她問題。她似乎看出了我的心思，不得不說出了她的苦衷。

原來，蘭朵一直被口臭困擾著。她之所以不太跟我交流，是怕那難聞的氣味引起我的反感。我微笑著告訴她：「我是一個醫生，也是妳的老師，我或許能幫助妳。」

經過診斷，我發現蘭朵沒有任何口腔疾病，她的口臭是由胃腸積熱引起的。蘭朵愛好美食，平時喜歡吃魚肉等葷腥食物，尤其對麻辣的誘惑難以抵擋，她胃口好，每次不過足癮就絕不甘休。正因為此，導致食物在腸胃堆積，造成腸胃積熱過多，時間長了，胃氣上返便會散發出酸腐臭味。再加上她有晚睡的習慣，胃腸功能經常紊亂，引起上火，進而加重了口臭的症狀。

我告訴她，胃腸積熱是引發口臭最常見的原因，因此不必緊張。要想遠離口臭，首先要保持健康的生活習慣，適度休閒，早睡早起，不熬夜；均衡飲食，尤其要注意少吃油膩、辛辣的食物，適當多吃新鮮的水果和蔬菜；平時注意多飲水，或喝淡淡的綠茶水；積極鍛鍊身體，增強體質；還要注意口腔衛生，養成早晚刷牙、飯後漱口的好習慣，漱口時可以用茶水或淡鹽水。

接著，我為蘭朵推薦了一款清新口氣的小偏方——桂花檸檬水。

桂花檸檬水

將糖桂花 2 小勺、檸檬 2 片一起放入杯中，加適量沸水沖泡，加蓋悶 5～10 分鐘，代茶飲用。

桂花是口臭患者的食療佳品。中醫認為，桂花的香氣入脾胃，可增強脾胃功能，而脾胃又是消化食物的器官，脾胃健運的話，就不會出現積食的情況，口臭自然不會發生。此外，桂花的芳香特性，還能加速腸道中廢物的排出，減少胃腸積熱，能有效幫助去除口臭。

檸檬的藥用價值很高，尤其是它的外皮，具有生津止渴、健胃理氣、消食化痰的功效。檸檬皮與桂花一樣，具有健運脾胃的作用，能促進食物消化，從而減少積食。檸檬皮特殊的清香，在消除口腔異味的同時，還能讓人唇齒留香。當然，檸檬肉的營養也非常豐富，含有大量的維生素 C、維生素 E、鈣、鐵、磷等營養物質，是女性養顏美容的好選擇，能幫助女性嫩白肌膚、祛除黃褐斑。

可以說，這款桂花檸檬水專為因胃腸積熱而引發口臭的女性量身打造，經常飲用能讓人吐氣如蘭。

從那以後，蘭朵在改變不良生活習慣的同時，每天持續飲用桂花檸檬水。不知不覺間，蘭朵的口臭毛病不見了，人也變得開朗、活潑起來。

貼心小補帖

能幫助消除口臭的偏方有很多，如：取山楂 10 克，加適量水煎湯，代茶飲用；取橘皮、甘草各 10 克，白糖適量，一起放入杯中，加適量沸水沖泡，加蓋悶 5～10 分鐘；取鮮蘆根 40 克、防風 10 克，加適量冰糖、清水，一起煎湯服用，每日 3 次，連服數日；取藿香 15 克、蒼朮 10 克，加適量水煎取汁液 500 毫升，再放入冰片 1 克溶化，每天含漱 3～5 次。

大蒜加陳醋，治療灰指甲

這套工具跟了我十幾年了，雖然有點舊，但很好用！

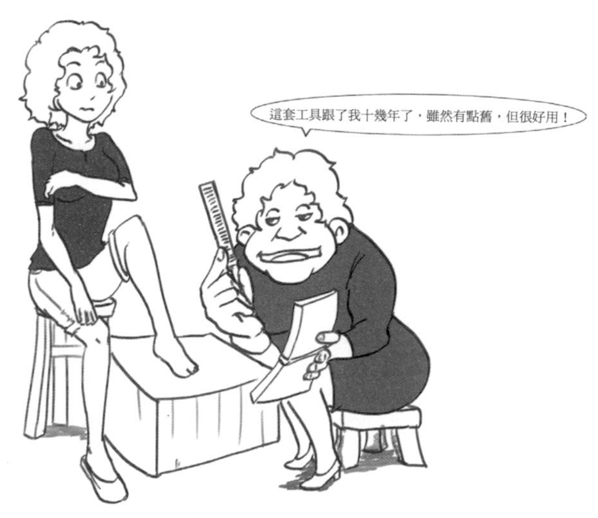

不要在不正規的美甲攤做美甲

我的朋友小米是個愛美的女人，一個多星期前，她在一家夜市裡的美甲攤上做了一次美甲。經過「美甲師」指甲刀、指甲銼的輪番上陣，十幾分鐘後，小米雙手的指甲完全變了模樣，變得光鮮亮麗。不過，沒幾天，小米驚訝地發現，左手食指指甲出現了顏色黯淡的情況。小米以為過幾天情形就會好轉，但令她沒想到的是，左手中指和無名指指甲也變得顏色灰白。

這下小米急了，她立即上網查找了相關資料。原來，她這是得了灰指甲。灰指甲又稱甲癬，是由真菌感染引起的。灰指甲的發病過程比較緩慢，發病初期容易被忽視，發病時指甲增厚、變色（易出現多種顏色，如褐色、灰褐色、深紅色，一般最常見的是灰白色）、脫屑、變脆等。

不過，令小米沮喪的是，如今治療灰指甲最常見的方法是她難以接受的——以拔除指甲的方式治療灰指甲，小米想想就覺得恐怖，而且似乎還沒有嚴重到那種程度；服用類固醇抗菌藥，又讓小米很為難，「是藥三分毒」不說，重要的是小米和老公還想要個寶寶呢！於是，小米打了電話給我，問我有沒有治療灰指甲安全有效的偏方。

我翻找了一下工作筆記，發現一個我多年前收集的治療灰指甲良方——大蒜加陳醋。

大蒜加陳醋

1. 取 20 瓣大蒜，除去外皮，搗爛，放入帶塞的廣口玻璃瓶中，加入 200 毫升陳醋，浸泡 1 天即可。
2. 使用時，將患病的指甲完全浸入蒜醋溶液中（也可以用藥棉蘸蒜醋溶液敷在患病的指甲上），每次 15～20 分鐘，每日 2～3 次。持續用這種方法，一般半個月就會見效。

醋含有醋酸，外用有消炎、收斂的作用；大蒜對多種細菌、真菌、病毒有抑殺作用，外用能治癰疽、毒瘡、甲癬等。醋與大蒜搭配，還可以相互幫助，如大蒜中的大蒜素，遇到高溫、高鹼的環境，抗菌性會下降，但經過醋液的浸泡後，大蒜素就變得非常穩定，長時間保持殺菌功效。

此外，我還叮囑小米，灰指甲很容易傳染，不僅會傳染給其他未患病的指甲，也易傳染給其他人，因此，得了灰指甲要特別注意護理。首先，要避免交叉感染，尤其注意浴巾、毛巾、盆、拖鞋的清潔衛生，更加不可共用；其次，要積極鍛鍊身體，以提高身體免疫力，抵禦其他疾病的發生；做家務時要戴手套，尤其是洗碗、洗衣服等需要接觸化學洗劑時；最後，不要有心理負擔，要儘量保持心情愉悅。

一個月後，小米打電話給我，說她一直持續用大蒜加陳醋的小偏方，現在已經完全擺脫灰指甲了，她正想著什麼時候再給指甲美美容呢！我祝賀小米的同時，不禁為她抹了一把汗，我鄭重提醒她，她之所以會得灰指甲，很可能與那次的美甲有很大關係。她鍾情於水晶甲、彩繪甲沒有錯，但這種美麗的風險很大，因為許多美甲攤的衛生情況令人擔憂，很容易導致交叉感染灰指甲、甲溝炎。小米聽後，害怕地說以後再也不去光顧那些不正規的美甲攤了。

貼心小補帖

修指甲和灰指甲沒有關係。修指甲主要是為了美觀，但一定要注意到正規的、設備好的地方，否則可能引起交叉感染。

此外，使用醋蒜溶液時，如果灰指甲嚴重，要將患病的指甲浸泡在溫水中5分鐘，把指甲泡軟，用剪刀剪去或刮去可以去除的病甲，然後再浸泡或蘸敷醋蒜溶液，這樣才能有最好的療效。

甘草芝麻油，讓妳告別「主婦手」

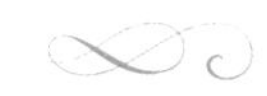

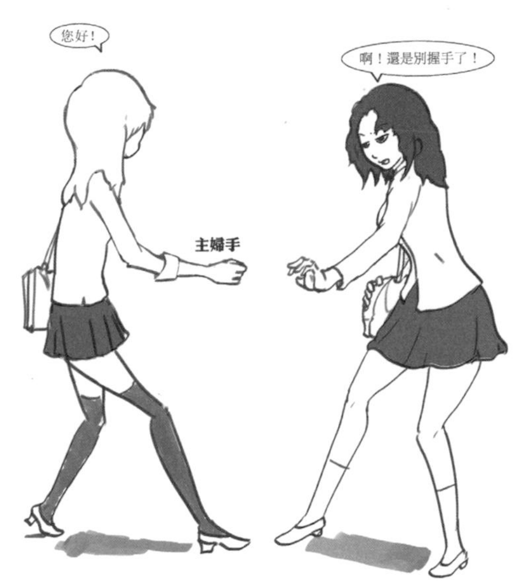

「主婦手」真的很尷尬

雨琪今年 29 歲，是一家廣告公司的業務經理。在別人看來，雨琪很幸運，不僅擁有一份收入不菲的好工作，而且還有一個溫馨幸福的小家庭。

不過，幾個月前，雨琪原本光潔白嫩的雙手出現了乾燥、粗糙等問題，還一層層地開始脫皮，稍微一抓就有點癢。

俗話說：「手是人的第二張臉！」雨琪才剛剛三十不到，怎麼這張「臉」就成了這副模樣？雨琪的工作性質決定了她每天不得不與不同的客戶打交道。可是，這雙手卻常常讓她陷入尷尬的境地。

雨琪原本是個喜歡熱鬧的人，經常與幾個閨蜜一起聚會。有時，她還會請三五好友到家裡做客，自己動手做幾樣拿手小菜，大家邊吃邊聊，非常開心。可如今，因為這雙手的緣故，她變得不喜歡出門，與閨蜜們也彷彿疏遠了很多。為此，雨琪苦不堪言，決定去看門診。

我檢查後告訴雨琪，她這是得了一種手部皮膚病，俗稱「主婦手」。多發病於指間、指屈面與手掌皮膚。表現為雙手皮膚乾燥、粗糙、發癢、脫皮，有時甚至會出現深淺、長短不一的裂口。

「主婦手」由名字可知，多發生於家庭主婦，這是因為她們從事家務勞動的機會多、時間長，從而增加了與肥皂、洗衣粉、洗潔精及其他刺激性物品接觸的概率。尤其冬季是「主婦手」的高發季節。

事實上，雨琪「主婦手」的情況並不嚴重，不用吃什麼藥，只需用一些外敷的軟膏即可。不過，雨琪屬於過敏體質（這種體質的人更易得「主婦手」），我便為她推薦了一款天然、安全、高效的治療「主婦手」的偏方——甘草芝麻油。

甘草芝麻油

1. 取甘草 20 克、芝麻油 100 毫升，將甘草浸入芝麻油中泡 24 小時。
2. 一起倒入鍋中，小火煎至焦狀，去渣留液，待放涼後塗抹在手部，重點塗抹於脫皮、龜裂處。每日 2 次，連續使用 1 個月。

甘草天然不刺激，具有清熱解毒、抗菌消炎、營養保溼的作用，並對損傷的肌膚、毛髮有修復的功效。芝麻油含有豐富的維生素 E，有利於維持細胞膜的完整和正常功能，其所含的卵磷脂不僅能滋潤肌膚，還有良好的祛斑效果。甘草與芝麻油搭配，可以在肌膚表面形成一層油膜，能有效地滋潤肌膚，改善肌膚乾燥、脫皮、發炎的症狀。

最後，我還提醒雨琪，千萬不要過度抓撓，否則易引發炎症。此外，雙手在好之前儘量少做家務。即使雙手痊癒了，如果需要接觸洗衣粉、洗潔精等化學物品時，也一定要戴上橡膠手套；如果一旦接觸了刺激物，要立即用清水沖洗，然後抹點護膚品，保持手部肌膚滋潤；平時要適當多吃些含維生素及礦物質豐富的食物，如綠色蔬菜、新鮮水果、奶類、海產品等。

雨琪回去後，立即自製了甘草芝麻油，每天持續使用。一個星期後，她手部皮膚的乾燥、脫皮有了明顯改善。一個月後，她的纖纖玉手已經回來了，甚至比以前更加細嫩柔滑。

貼心小補帖

治療「主婦手」，另一款偏方也有不錯的效果。具體做法為：取側柏葉、苦參、百部、蘇葉、大黃、甘草各 15～30 克，一起煎水，煎開 10～15 分鐘後去渣，放至溫涼，每天早晚浸泡雙手 10～15 分鐘。接著用溫水洗手，塗上護膚品即可。

四款小偏方，輕鬆除牙垢

口含陳醋除牙垢
醋
草莓也能除牙垢
墨魚骨能潔淨、美白牙齒
紅糖淡＋鹽水除牙垢

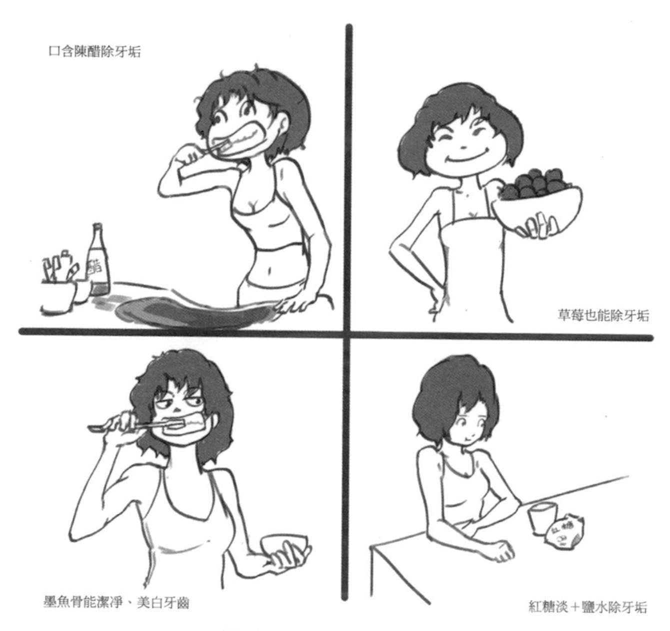

四款小偏方，輕鬆除牙垢

每個女人都希望自己擁有一口潔白如玉的牙齒，但很多人都不能如願，大多數人的牙齒會出現牙垢，這嚴重影響了美觀。

一次，我去參加朋友的婚禮，在與王小姐、李先生等幾個好友熱情交談時，忽然李先生 5 歲的女兒大聲說：「王阿姨，您長得真漂亮。不過，您的牙齒黃黃的，沒有我的白。」那一刻安靜極了，也尷尬極了，王小姐羞紅了臉。

在婚禮結束準備回家時，王小姐刻意叫住了我，皺著眉說：「我平時不抽煙也不喝酒，可是牙齒表面總有一些牙垢，市面上的牙膏我差不多都用過，但讓我鬱悶的是都不怎麼管用。我聽人說洗牙可以去牙垢，但據說又酸又難受，還有可能傷害牙齒，我就沒有勇氣嘗試了。您能不能給我傳授幾招？」

牙垢又稱「牙菌斑」，多為食物殘渣經唾液的作用而成，久而久之可硬化成牙結石。但千萬不要以為，牙垢僅僅影響美觀，其還會對健康造成危害，情況嚴重時不僅會導致齲齒，還易引發牙周炎。

我告訴王小姐，去牙垢可以試試一些小偏方，或許會有驚喜等著她。

◆醋液除垢法：取適量陳醋，含入口內，在口中鼓漱但不吐出，2～3 分鐘後再吐出，用牙刷刷牙，最後用溫水漱口。

醋性酸、味溫，對多種細菌都有較強的殺滅作用，對抑制口腔細菌成長和牙垢形成、清除口臭具有一定的作用。但這種方法不宜連續、經常使用，否則醋在去牙垢的同時，也容易使牙釉質受到醋酸的腐蝕，使牙齒酸化、硬度降低，進而導致牙齒過敏和齲齒。一般來說，兩個月使用一次為宜。

◆草莓除垢法：取草莓 1 顆，洗淨、碾成糊狀，與半匙發酵粉充分混合，用一個柔軟的牙刷將混合物均勻地塗在牙齒表面，5 分鐘後用牙膏將混合物刷掉，然後用溫水漱口。

草莓含有的蘋果酸可作為一種收斂劑，與發酵粉混合，就成為了一種天然的牙齒清潔劑，可以去除牙齒表面的汙點。但是，不可過於頻繁地使用，否則草莓中的蘋果酸會損傷牙齒的牙釉質，每週一次為宜。

◆墨魚骨除垢法：取墨魚骨 50 克，研成細末，摻入牙膏內刷牙，每日 2 次，可有效去除牙垢。

墨魚骨又叫烏賊骨，原本具有收斂止血、制酸止痛、收溼斂瘡的作用。不過，墨魚骨內還含有碳酸鈣，以及其他潔淨成分，因此有美白牙齒的功效。

事實上，民間去牙垢的偏方還有很多，如取適量紅糖放入口中，含10分鐘左右，使牙齒全部浸泡在糖液裡，再用牙刷反覆刷2～3分鐘，然後用淡鹽水刷牙，早晚各1次，連續一周即可見效。

接著，我又提醒王小姐，上述這些除牙垢的偏方只對牙垢有效，而對牙結石的作用則微乎其微。如果患有牙結石，則必須到醫院進行專業治療。此外，牙垢還是要以預防為主。如保持良好的口腔衛生，每次飯後及時漱口，早晚都要刷牙，掌握正確的刷牙方法（採取豎刷法，順著牙縫刷，牙齒內面、外面和上面都要刷到），飲食結構要合理（適當多吃含膳食纖維豐富的食物），每半年進行一次口腔健康檢查等。

貼心小補帖

吃飯時要用雙側牙齒咀嚼，否則用一側牙齒咀嚼，不使用的一側摩擦少，就容易沉積牙垢。此外，多吃富含膳食纖維的食物、充分咀嚼有利於牙面的清潔，而精細蛋糕、甜食、黏性零食極易沉積於牙面，從而形成牙垢。

馬齒莧煎水，改善皮膚過敏

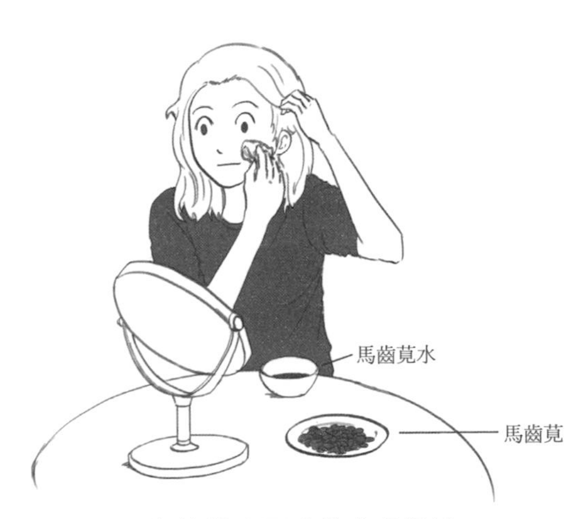

馬齒莧煎水可改善皮膚過敏

馬齒莧是一種特別能耐乾旱的野菜，在炎熱乾枯、溼度極低的沙漠也能生長，生命力極為頑強，素有「長命草」的美譽。這不禁使我想起那個淒涼的古老傳說：相傳古代，有一年夏秋之交，北方許多地區久旱無雨，烈日炎炎，災情十分嚴重，田裡禾苗都已經枯死了，而且痢疾盛行，饑病交加，死了很多人。然而，當時的統治階層卻對人民疾苦熟視無睹，百姓的生死存亡只能聽天由命。人們只能外出尋覓樹皮、野草充饑。說也奇怪，他們驚喜地發現，田埂、路邊還有一種野草依舊茂盛地生長著。看那野草光滑無毛、肉質肥厚，心想這草一定可以食用。於是，人們紛紛採集，帶回家中充饑。吃了幾天後，大家發現精神竟然好了很多，而且拉肚子的毛病也漸漸好了。這個好消息不脛而走，於是人們都去田野中尋覓此草。之後，人們就尊稱這種草為「長命草」，這就是馬齒莧。

馬齒莧雖然常見，但的確具有神奇的功效。馬齒莧鮮食酸鮮爽口，乾食芳香怡人，具有清熱解毒、利水去溼、散血消腫、除塵殺菌、消炎止痛的功效。現代醫學證實，馬齒莧含有大量去甲基腎上腺素、鉀鹽及豐富的檸檬酸、蘋果酸、氨基酸、生物鹼及維生素 B1、維生素 B2 等營養成分，對痢疾桿菌、大腸桿菌、金黃色葡萄球菌等有強力抑制作用，有「天然抗生素」的美稱。

記得有一段時間流行在陽臺上種鮮草藥，我便種過馬齒莧。播種馬齒莧，氣溫要超過 15℃，以口徑超過 30 公分的花盆為宜，最好選用疏鬆、肥沃、保水性好的沙質壤土。播種後要注意保溫保溼，將花盆擺在陽光能照射到的地方（弱光即可），有利於莖葉生長。馬齒莧在生長期間，要保持土壤溼潤，追肥要求薄肥勤施，每週一次，最好施用顆粒複合肥。

在精心照料一個月後，看著莖葉粗大肥厚且幼嫩多汁的新鮮馬齒莧，我的心中湧現出少有的滿足與喜悅。我採收了一回，並美美地吃了次涼拌馬齒莧。採收時，我並未連根拔起，而是在植株基部留了三節主莖，便於其繼續生長。

沒想到，事情就是那麼巧。兩個星期後，鄰居家的女孩用袪痘護膚品導致皮膚過敏，臉上又癢又腫，來到我家向我求救。

我要她立即停用那種護膚品，並將日常使用的化妝品一併停用，然後幫她清潔了臉上紅腫、瘙癢的部位。接著，我到陽臺上採摘了一些馬齒莧。見她好奇地望著我，我笑著解釋說：「用馬齒莧煎水溼敷，有良好的消炎止癢作用。」

馬齒莧煎水

1. 取馬齒莧 20～30 克洗淨，加水 500 毫升煎煮，放至溫涼（約 20℃）。
2. 用 5～6 層紗布或小毛巾，在藥水中浸透，取出稍加擰擠，以不滴水為宜，覆蓋在皮疹過敏的地方，每 5～10 分鐘更換一次。

半小時後，她的皮膚過敏症狀有了明顯改善。接著，又連用了幾次，她的皮膚過敏就徹底好了。見馬齒莧這麼神奇，她以自己的皮膚經常過敏為由，非要向我討要馬齒莧盆栽。沒辦法，我只能就此告別了陽臺種馬齒莧的生涯。

貼心小補帖

涼拌馬齒莧，清脆可口防痢疾。具體做法為：取新鮮馬齒莧一把，反覆洗淨，瀝乾水分；大蒜 2 瓣去皮、洗淨，拍碎切末；鍋中加適量清水，放入一匙鹽、一匙植物油，水沸騰後關火，將馬齒莧放入水中，用筷子迅速扒散，讓所有莖葉均勻受熱，待莖葉稍軟便迅速撈出；將馬齒莧用涼水反覆沖洗，瀝乾水分，切成小段，擺入盤中；撒上蒜末，加適量鹽、白糖、醬油、醋和麻油，拌勻即可。

慢性咽炎，試試玄麥甘桔茶

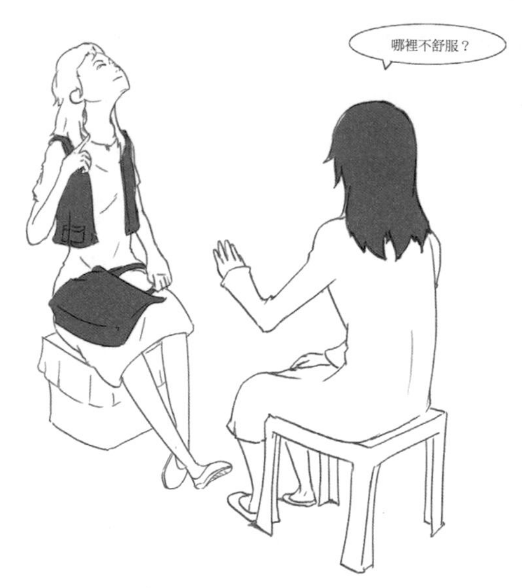

慢性咽炎請及時就診

邵梅是個高中老師，近來講課總是力不從心，因為她老是感覺咽乾、咽癢，咳嗽不斷，甚至咽部有些疼痛。迫不得已，她只能請假來我的門診看病。

我給她做了詳細檢查，發現她是患了慢性咽炎。這是教師、銷售人員、服務生的常見病，多由臟腑虛弱、咽喉失養或邪滯於咽所致。

慢性咽炎都以咽部不適為主要表現，不同的人又有咽乾、咽癢、乾咳、異物感、燒灼感、輕微疼痛、痰阻感等區別。中醫將慢性咽炎分為四種類型：肺腎陰虛（咽部乾燥，灼熱疼痛不適；咽部不利，乾咳痰少而黏；痰中帶血，手足心熱）、脾胃虛弱（咽喉不利或痰黏著感，口乾而不欲飲或喜熱飲，易噁心；時有呃逆反酸，平素倦怠乏力，胃納欠佳；腹脹，大便不調）、脾腎陽虛（咽部異物感，痰液稀白，面色蒼白，形寒肢冷，腰膝冷痛，腹脹腹瀉）、痰凝血瘀（咽部異物感，痰黏著感、灼熱感；咽微痛，痰黏難咯，咽乾不欲飲，易噁心嘔吐）。中醫根據不同類型進行辨證治療，效果都不錯。

邵梅是典型的肺腎陰虛型，我給她開了些養陰清肺的藥，並為她推薦了一個輔助治療慢性咽炎的小偏方——玄麥甘桔茶。

玄麥甘桔茶

1. 取玄參、麥冬各 4.5 克，桔梗 3 克，生甘草 1.5 克，將上述材料研為細末，和勻，製成茶包。
2. 每次一包，沸水沖泡 10 分鐘，代茶飲。

玄參可養陰清熱，《本草綱目》記載：「（玄參）滋陰降火，解斑毒，利咽喉，通小便血滯。」麥冬可清肺熱、補肺陰，《飲片新參》記載：「（麥冬）養肺胃陰，治勞嗽痰血。」桔梗可宣肺止咳，有化痰之效。生甘草可清熱解毒，利咽止咳，還可調和其他藥物的藥性。這款玄麥甘桔茶有潤肺止咳、生津止渴的功效，對慢性咽炎有良好的輔助治療效果。

此外，我還叮囑邵梅，平時要注意對室內溫度的調節，有時過熱、過溼都可能引起咽喉部位的異常，這時不妨使用加溼器或空調，或加強通風，以調節室內的溫度或溼度。早晨、飯後或睡前，一定要刷牙、漱口。

還要注意平時的飲食方式，多選擇清淡、易消化的食物，以緩解咽喉疼痛。再輔以一些清淡去火、柔嫩多汁的食物，如橘子、鳳梨、甘蔗、蘋果、鴨梨等，或多喝水及清淡飲料，但飲料不能太濃，杜絕煙酒，少吃薑、椒、蒜等辛辣之物。

還要積極鍛鍊、規律生活，天氣變化時尤其要注意預防感冒。

貼心小補帖

患了慢性咽炎，可以適當多喝些清肺化痰、止渴潤喉的羅漢果茶。具體做法為：取羅漢果 1 個，洗淨、切碎，用沸水沖泡 10 分鐘，代茶飲，每日 1～2 次。

肩膀疼痛，擦點花椒食鹽酒

(1) 前後擺動
(2) 回旋畫圈
(3) 正身雙手爬牆
(4) 側身單手爬牆
(5) 肩內收及外展

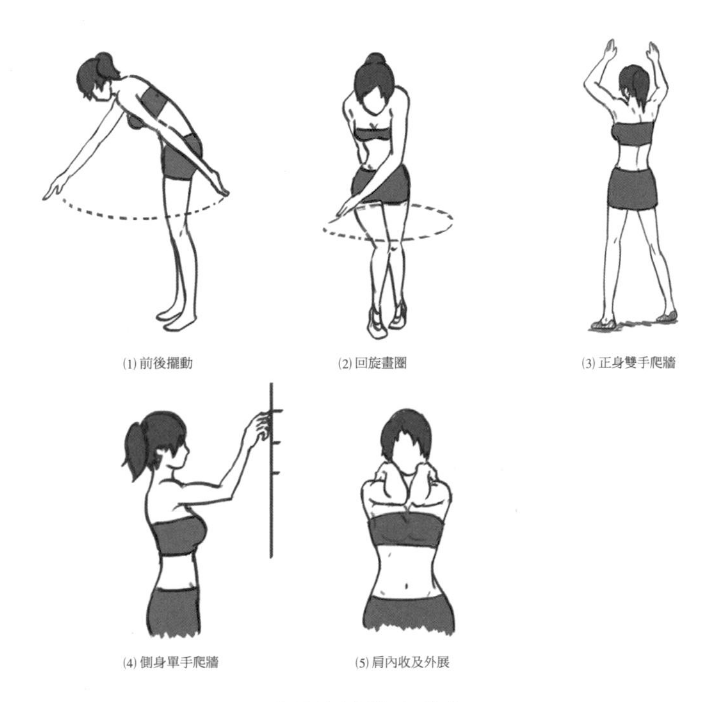

肩關節鍛鍊小動作

一年夏秋之交，湯小姐來我的門診看病，說患上了肩周炎，她的左肩痛得厲害，經常夜裡因翻身移動肩部而被痛醒，曾去醫院多次做理療卻效果不佳。

肩周炎是以肩關節疼痛和活動不便為主要症狀的疾病，女性發病率高於男性，以左肩發病為多。要想知道自己是不是患有肩周炎，有一個簡單的測試方法：將左手搭到右肩上，感覺是否疼痛？將左手從頭頂繞過摸右耳，感覺是否疼痛？將左手背到身後去摸右肩胛骨，感覺是否疼痛？如果疼痛的動作越多則說明患有肩周炎的可能性越大。

經過問診，我瞭解到湯小姐夏季上班時總待在冷氣房裡，下班回家後依舊離不開空調，加上夏季衣服單薄，從而導致肩部受寒。其實，她在夏初時肩部就有一點酸痛，只是沒在意，結果後來天氣漸漸涼了，她的肩膀就越來越疼了。

我告訴她，寒涼是導致她肩膀疼痛的重要原因。而之所以夏季疼痛不明顯、秋冬季節疼痛嚴重，是因為夏季天氣炎熱，血管擴張、血液循環通暢，正所謂「通則不痛」；而到了秋冬季節，天氣漸漸變涼變寒，容易使原本經絡不太通暢的部位出現阻滯，即「不通則痛」。

知道了肩膀疼痛的誘因，也就找到了治療的方法——祛寒保暖。於是，我為湯小姐推薦了一款緩解肩膀疼痛的小偏方——抹點花椒食鹽酒。

花椒食鹽酒

1. 取花椒、食鹽各 50 克，白酒 500 毫升（酒精濃度 45 度以上）。
2. 將花椒、食鹽一起研成細末，放入白酒中密封浸泡，每日搖動 1 次，浸泡 2～3 天即可。
3. 將泡好的花椒酒塗抹在疼痛的部位，來回搓揉，再用熱水袋敷一會兒。如果疼痛嚴重，則可以重複上述步驟。

花椒又名川椒，味辛、性熱、有小毒，具有很好的溫通散寒、除溼止痛的作用。花椒加白酒浸泡，增加了花椒溫通發散寒溼之力，加入食鹽則有制約花椒辛熱有小毒的藥性。

不過，必須指出的是，要想遠離肩周炎造成的肩膀疼痛，不能僅寄希望於抹花椒食鹽酒，還要特別注意肩部保暖，以及持續做針對肩部的鍛鍊運動。我為湯小姐介紹了幾個鍛鍊肩關節的小動作。

◆前後擺動：軀體前屈（彎腰），上肢下垂，儘量放鬆肩關節周圍的肌肉和韌帶，然後做前後擺動練習，幅度可逐漸加大，做 30～50 次。

◆迴旋畫圈：彎腰垂臂，甩動患臂，以肩為中心，做由裡向外或由外向裡的畫圈運動，用臂的甩動帶動肩關節活動，幅度由小到大，做 30～50 次。

◆正身雙手爬牆：面向牆壁站立，雙手上抬，扶於牆上，用雙側的手指沿牆緩緩向上爬動，使雙側的上肢儘量高舉，達到最大限度時，在牆上做一記號，然後再徐徐向下返回原處，反覆進行，逐漸增加高度。

◆側身單手爬牆：側向牆壁站立，用患側的手指沿牆緩緩向上爬動，使上肢儘量高舉，到最大限度時，在牆上做一記號，然後再徐徐向下返回原處，反覆進行，逐漸增加高度。

◆肩內收及外展：取仰臥位，兩手十指交叉，掌心向上，放在頭後部，先使兩肘儘量內收，然後再儘量外展。

湯小姐回去後，按照我所說的方法，每天持續塗抹花椒食鹽酒，並積極進行針對肩部功能的鍛鍊。一個月沒到，她的肩部疼痛就大致消失了。

貼心小補帖

塗抹花椒酒還能夠止牙痛。具體做法為：取花椒 10～15 克、白酒 200 毫升，混合後入鍋煮沸或浸泡 1 天，之後過濾掉花椒，用梅花蘸花椒酒塗抹在患處。

敷蔥白糊，改善過敏性鼻炎

聽說蔥白可以改善過敏性鼻炎。
你鼻子插大蔥，裝象啊！

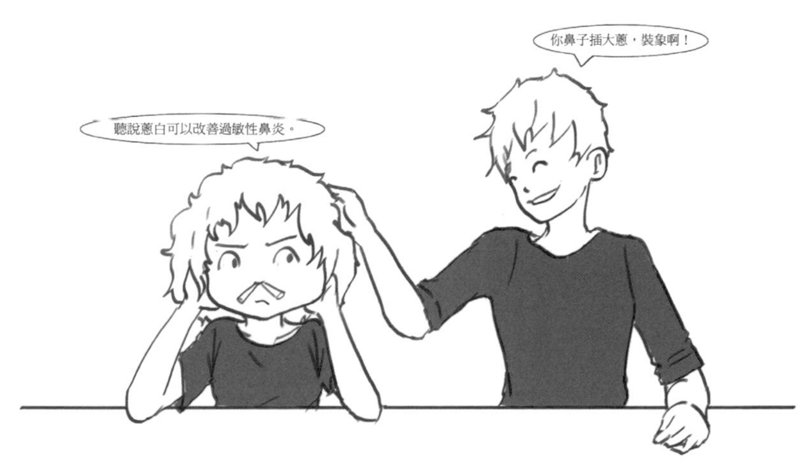

蔥白可改善過敏性鼻炎

宋小姐是我的一位好友，優雅、知性，是位大學老師，長得美、學歷高、工作好，本應該生活得有滋有味才對，可是她呢，一臉的愁容。

為了緩解她的憂鬱，我笑著說：「妳的臉色可不好，跟今天的天氣似的，愁雲慘澹。和林妹妹也有得一拚，都是病如西子勝三分。」

她的眉頭皺得更緊了，對我說：「我可沒得什麼憂鬱症，我愁的是我的身體。您要是解決不了我的問題，我的工作都有可能保不住了！」

我連忙問她究竟是怎麼回事，她告訴我：「這一年多來我總是打噴嚏、流鼻涕、鼻塞、喉嚨痛、咳嗽，還老覺得渾身不舒服，可是又沒感冒，尤其是春天和秋天，這些症狀更加明顯。作為老師，給學生上課首先得注意自己的儀表，這一把鼻涕、一陣咳嗽的，早就有很多學生不滿了，學校本來很重視我，主持會議、舉行活動都找我，就是因為這些毛病，讓自己和學校都很沒面子，結果可想而知……」

看來她真的是滿腹委屈，還沒等我說話，她又接著說：「開始我以為是感冒了，治了半年多也沒治好，到醫院去徹底檢查後才知道自己得了過敏性鼻炎，醫生說我的過敏原是冷空氣、粉塵、花粉，還有一些我也記不住了。都說避免和過敏原接觸就不會發病，可是冷空氣誰避得開啊！不呼吸空氣人還能活著嗎？」

我理解她的心情，趕緊安慰她：「妳先別悲觀失望，雖然我們避不開這些過敏原，不過可以藉由飲食、運動來調理，只要方法得當就能改善妳的鼻炎狀況。比如飲食，妳平時要少吃油膩、辛辣、高鹽的食物，可適當多吃一些新鮮的瓜果蔬菜。春秋兩季要減少戶外活動的時間，出門記得戴口罩。我知道妳平時不太喜歡運動，這可不是好習慣，每天抽點時間出來活動活動筋骨，免疫力提高了，過敏性鼻炎也就不容易發作了。妳還可以經常做做鼻腔按摩，具體方法為：用雙手的食指或中指沿著鼻腔兩側從上往下刮，持續每天早晨做一次，每次刮 100 下。」

接著，我教給她一個簡單有效的改善過敏性鼻炎的小偏方——敷蔥白糊。

敷蔥白糊

1. 取新鮮生蔥 1 根，剝去表皮，洗淨後擦乾；取根部蔥白約 20 公分，將其切成 2 公分長的小段，放入蒜臼中搗爛成糊狀。
2. 再剪一塊長 3 公分、寬 2 公分的紗布，鋪上藥棉，把適量糊狀蔥白放在藥棉上，將紗布兩端裹好，卷成細筒狀，塞入清潔好的鼻腔內，剛開始會有些刺鼻，漸漸地就會失去刺激性，保持數分鐘，換上新的敷了蔥白糊的藥棉（一次可多做幾個備用）。

3. 使用時，可以坐在沙發上，頭微微上仰，也可仰面躺在床上，敷一次持續 30～45 分鐘，一般每天 1～2 次即可。

敷蔥白糊改善過敏性鼻炎是民間廣為流傳的老偏方。蔥白有較好的抗菌消炎功效，對於過敏性鼻炎有一定的輔助治療作用。不過，此方法需要長期持續，否則很難達到理想的效果。

聽了我的述說，她感到很驚訝，不過她依舊決定回去好好試試。經過她的實踐，再一次證明這個偏方對過敏性鼻炎真的有效。只治了兩個星期，她的鼻炎症狀就有了明顯改善。約半年後，她的過敏性鼻炎徹底痊癒了，她將這個偏方推薦給其他一些患有過敏性鼻炎的朋友，效果都不錯。

貼心小補帖

患有過敏性鼻炎的女性，平時可適當多喝點蔥棗雞肉粥。具體做法為：取蔥白 5 棵洗淨、切成蔥花，紅棗 10 顆放入溫水中泡軟、洗淨去核，連骨雞肉 100 克洗淨、切塊，薑 10 克洗淨、切片，香菜 10 克洗淨、切末；鍋中加適量清水，放入雞肉塊和薑片，大火煮沸後再倒入粳米、紅棗，煮沸後改小火熬煮成粥，最後放入蔥花和香菜末，加適量鹽調味即可。

蔥棗雞肉粥選料普通，製作起來很簡單，經常食用可以有效改善鼻塞、打噴嚏、流清涕、咳嗽、咽痛等鼻炎症狀。

下篇

中醫老偏方，衰老問題一掃光

chapter 5 膚如凝脂的不老偏方

《詩經・衛風・碩人》云：「手如柔荑，膚如凝脂……」這是描寫著名美女莊姜的詩，這裡講她手指纖纖如嫩荑，皮膚白皙如凝脂。

「膚如凝脂」是每個女人的願望。不過，現代女性工作緊張、生活忙碌，要想真正實現「膚如凝脂」、「冰肌玉膚」、「面若桃花」，除要注意日常保養外，更需要修身養性的功夫：笑對生活，「亂雲飛渡仍從容」，面對喧囂的外界始終保持平和、恬淡的心情。可以說，良好的心態是女人不用花錢的極好的化妝品。

洗米水洗臉，洗出白皙肌膚

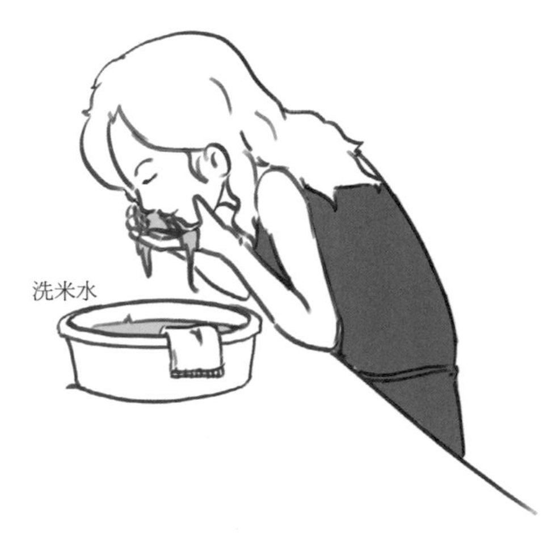

洗米水洗出白皙肌膚

夏日的一天，劉小姐因為月經不調來看門診。門診結束後，劉小姐問我：「我想再跟您諮詢一下有關皮膚的問題。我是典型的油性皮膚，尤其是在夏季，我明明才洗完臉不到一個小時，一照鏡子就又是油光滿面，看上去毛孔粗大、髒兮兮的，一不小心還會發炎長痘。」

我問她：「那妳是如何應對的呢？」她從包裡拿出一包吸油面紙說：「沒辦法，只能是狀況許可就洗個臉，狀況不許可時就用吸油面紙。」

我跟她說，市面上賣的吸油面紙種類很多，如傳統金箔的吸油面紙、粉質的吸油面紙、麻紙質地的吸油面紙、添加了某些天然成分的吸油面紙等，選擇時除了要看功效外，還要特別注意材質是否輕柔，否則易損傷皮膚。

我又問她：「妳每天大約使用多少吸油面紙呢？」她不好意思地說：「只要感覺油膩了就用。我沒仔細算過，不過至少每天一兩包吧！」

事實上，許多油性皮膚的女性朋友都跟劉小姐一樣，每天使用大量吸油面紙。殊不知，效果雖好，但吸油面紙的使用也要適度。因為即使是油性皮膚的人，臉上也應該保持正常的油脂分泌，這些油脂有保護脆弱肌膚、防止水分過度蒸發的作用，還能在一定程度上抵擋外界細菌的侵襲，達到滋潤肌膚的作用。因此，適度地使用吸油面紙才最正確，即使是在油脂分泌旺盛的夏季，平均每天使用 3～ 5 張吸油面紙就可以了。當然，油性皮膚的人每天洗臉的次數也不宜過多，道理與上述相同。

劉小姐聽我解釋後，感到非常驚訝，自嘲地說：「真是好心辦了壞事！」我微笑著告訴她，其實要想去除油脂可以試試既經濟實惠又簡單有效的方法——用洗米水洗臉：每天洗米時，留下第二或第三遍的洗米水，讓其慢慢澄清，取上面的清液部分洗臉。

經常使用洗米水洗臉，可以清潔面部皮膚、防止面部皮膚毛細血管阻塞。這是因為洗米水中溶解了一些澱粉、蛋白質、維生素等養分，可以分解臉上的油脂、淡化色素。而且，洗米水性質溫和、不刺激皮膚，也無任何副作用。

不過，不可使用第一遍的洗米水洗臉，因為大米表面含有鉀，第一遍的洗米水中含有較多鉀元素，呈弱酸性，而第二或第三遍的洗米水則呈弱鹼性，適用於面部弱酸性環境的清潔。此外，用洗米水洗臉也不可過於頻繁，建議隔一兩天一次，一般持續用一個月，皮膚就會有比較明顯的改善。

劉小姐回去後，按照我所說的方法持續用洗米水洗臉。一個多月後，她打電話告訴我，她現在已經很少使用吸油面紙了，而臉上的油光卻控制得很好。

貼心小補帖

用洗米水加點食鹽煮沸，然後用來擦洗皮膚，對肌膚有較好的清潔作用，尤其對調節皮膚表面的酸鹼度、抑制病原微生物的生長、防治皮膚搔癢有一定益處。

香菇水療，讓妳遠離肌膚乾燥

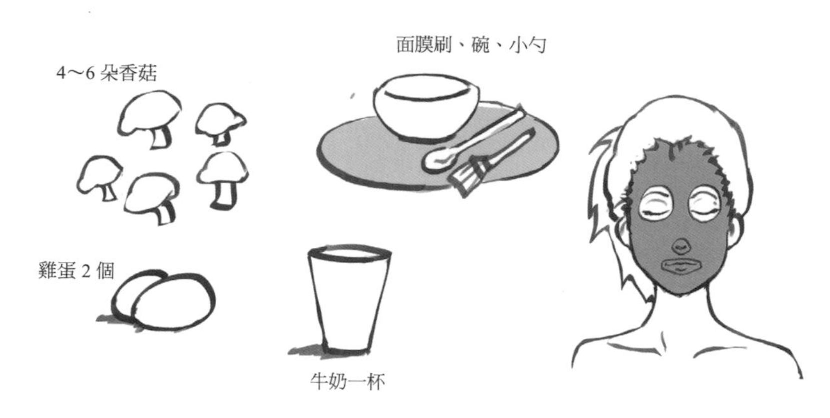

香菇面膜可改善肌膚乾燥

女人愛美，都渴求有一個白皙、細嫩的臉蛋，可是很多女性卻被肌膚乾燥所困擾。肌膚乾燥是指因季節變化、體內水分流失和貧血等原因，導致人體出現缺水的症狀，使肌膚乾燥、粗糙，並常伴有緊繃、瘙癢、脫皮等不適。

如果想知道自己的肌膚是否已經進入「危險期」，不妨做個小測試：

a. 整張臉感到緊繃

b. 用手輕輕觸摸時，沒有潤澤感

c. 身體其他部位的肌膚呈現出乾燥的狀態

d. 有的部位有脫皮現象

e. 洗過澡後有瘙癢的感覺。

如果有上述 5 項中的 3 項，就說明自己的肌膚已經在敲警鐘了。

那麼，肌膚乾燥怎麼辦呢？當然要補水！首先，要養成良好的飲水習慣，平時適當多喝水；其次，可適當多吃些鹼性食物，如新鮮水果和蔬菜、豆製品、乳製品等；注意防曬，選擇合適的護膚品，持續面部按摩；最後，要注意適度休閒，保持愉悅的心情。

不過，千萬不要濫用護膚品。我曾遇到過多位患者，因肌膚乾燥而心煩不已，於是病急亂投醫，今天閨蜜說這個產品好，明天同事說那個產品好，於是反覆嘗試，結果保溼問題沒解決，反而導致肌膚過敏，最後不得不到門診來治療。

其實，每個人的肌膚特質不同，所以，在護膚品的選擇上要區別對待，適合別人的不一定適合自己。我曾在《修煉自然美人》一書中看到過一款非常好的水潤保溼小偏方——香菇水療，在此推薦給飽受肌膚乾燥問題所困擾的女性朋友。

香菇水療

1. 選取香菇。挑選朵圓、齊整、質乾不碎、朵小柄短、肉厚、有自然芳香氣味的優質香菇，朵大、肉薄、味淡的次之，4～6 朵即可。
2. 泡發香菇。用清水將香菇洗淨，菇傘朝下放入 80℃的溫水（這一溫度可更有效提取香菇中的營養物質）中浸泡 1 小時。
3. 將泡發好的香菇擠去多餘水分（注意，不要擠得太乾），放入攪拌機中，加入 2～3 勺牛奶，攪拌成糊。
4. 取雞蛋黃 1 個，放入香菇牛奶糊中，攪拌均勻。

5. 用部分泡香菇的水，放入家用蒸臉器中，加熱後蒸臉 10 分鐘，可以有效軟化肌膚角質，便於打開毛孔，吸收下兩步中香菇水及香菇面膜中的營養。
6. 用剩下的泡香菇的水塗抹面部，並重點塗抹於有斑點的地方。
7. 將調好的香菇面膜均勻地敷在臉上，15～20 分鐘後，清水洗淨即可。

香菇含有香菇多糖成分，具有良好的保溼效果，許多化妝品中都含有這種成分。此外，在泡發香菇時，可以放幾片木瓜，因為木瓜中含有豐富的蛋白酶，可以促進香菇多糖的釋放。

這款香菇水療天然而無副作用，即使天天使用也不必擔心。肌膚乾燥的女生不妨一試，或許試過以後便會愛不釋手。

貼心小補帖

富含維生素 A 的食物，如菠菜、花椰菜、胡蘿蔔、南瓜、番茄、乳製品等，具有維護肌膚細胞的功效，適當多吃能使肌膚柔軟細嫩，可防止肌膚乾燥、粗糙。

麥冬烏梅茶，水潤肌膚好方法

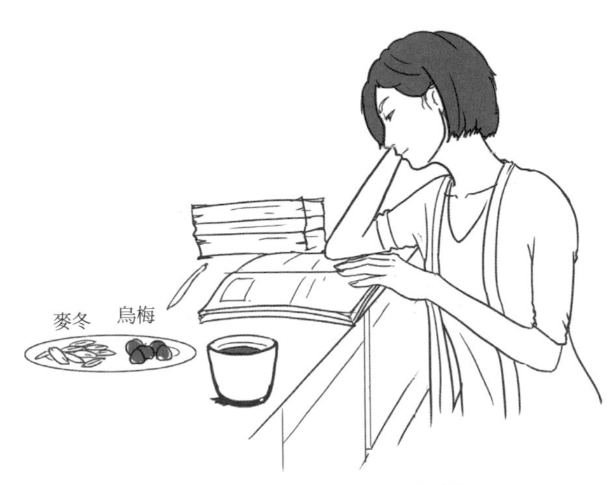

補水養顏常喝麥冬烏梅茶

王小姐今年 26 歲，是一家銀行的職員，她近來感覺自己的身體出現了「怪」症狀。經常感到口乾舌燥，總想喝水，可是每次喝了水不久，很快就又感覺口渴了。不僅如此，她覺得自己的皮膚也沒有以前水潤了，摸起來乾乾的。

她聽人說「多飲」是糖尿病的典型症狀之一，於是便去查了血糖，結果血糖值正常。為了弄清自己的身體情況，她特別請假來看門診。

我發現，王小姐兩顴潮紅，眼睛裡有血絲，嘴唇偏紅發暗還很乾燥，手心發熱、汗涔涔的。接著，我問了她一些具體情況，她說自己便祕、總想喝水、晚上睡不好覺。我安慰她說：「妳的身體沒什麼大問題，這些不適都是陰虛引起的。」

她聽我這麼說，懸著的心終於放下了。於是，我便給她開了一些滋陰去火的藥。還告訴她，要想徹底改善陰虛，還要養成良好的生活習慣，早睡早起、不熬夜，因為熬夜會損傷陰液；不宜劇烈運動，因為劇烈運動會使身體出汗過多，本來就陰虧的身體會因此而雪上加霜，可以做一些柔緩、中小強度且間斷性的運動；適當多吃一些滋陰食物，如豆腐、鴨肉、葡萄、甘蔗、百合、山藥等。我為她推薦了以下兩款滋陰食療方。

百合冰糖粥

1. 將百合 25 克、粳米 100 克分別洗淨，放入清水中浸泡 30 分鐘。
2. 百合、粳米及浸泡粳米的水一起放入鍋中，再加適量清水，大火煮沸，改小火煮至粥熟，加適量冰糖稍煮即可。

功效 滋陰、潤燥、清熱、養心、安神。

薏仁綠豆老鴨湯

1. 取老鴨 1 隻處理乾淨，入沸水汆燙，撈出瀝乾水分。
2. 綠豆、薏苡仁各 40 克，分別洗淨；陳皮 2 片，放入清水中泡軟。
3. 鍋中加適量清水，大火煮沸後，放入老鴨、綠豆、薏苡仁、陳皮，繼續大火煮 30 分鐘，改小火煮至鴨肉熟爛，加適量鹽調味即可。

功效 滋陰補血、清肺解熱、健脾益胃、利水消腫。

王小姐摸了摸臉，又疑惑地問：「我最近皮膚乾乾的，即使每天用補水保溼面膜敷臉，也沒什麼效果。有沒有什麼好方法調理一下呢？」

我告訴她，以她現在的身體狀況，皮膚養護其實更應該是身體養護，否則局部補水只能暫時有點效果。不過，她可以經常喝點麥冬烏梅茶，以達到補水養顏的美容效果。

麥冬烏梅茶

1. 取麥冬 15 克、烏梅 5 顆，一起放入杯中，加適量沸水沖泡，加蓋悶 10 分鐘。
2. 待水溫低於 60℃時，加適量蜂蜜調勻，即可代茶飲用。

麥冬味甘、苦，性寒，可清心除煩、養陰生津；烏梅味酸、性溫，可收斂生津。中醫有「酸甘化陰」的理論，也就是說，烏梅的酸味和麥冬的甘味配合在一起，可以轉化為陰液，這個陰液能上榮到面部，解決皮膚的缺水問題。其實，這款麥冬烏梅茶也適合身體健康的女性飲用，可以明顯改善臉部肌膚乾燥。

一個多月後，王小姐來複診，她的陰虛狀況已經基本得到改善，尤其令她欣喜的是，她臉上的皮膚不僅不乾燥了，而且變得潤滑水嫩，甚至連一些細小的皺紋也消失了。

貼心小補帖

陰虛是女性常見的問題，陰虛的女性可以經常喝點麥冬粥。具體做法為：麥冬 15 克洗淨，放入鍋中，加適量清水，煮成藥汁，去渣取汁；粳米 100 克洗淨，放入鍋中，加適量清水及麥冬汁，大火煮沸，改小火熬煮成粥即可。麥冬味甘、微苦，性微寒，具有養陰生津、潤肺清心的作用。

曬傷敷優酪乳，防曬吃番茄

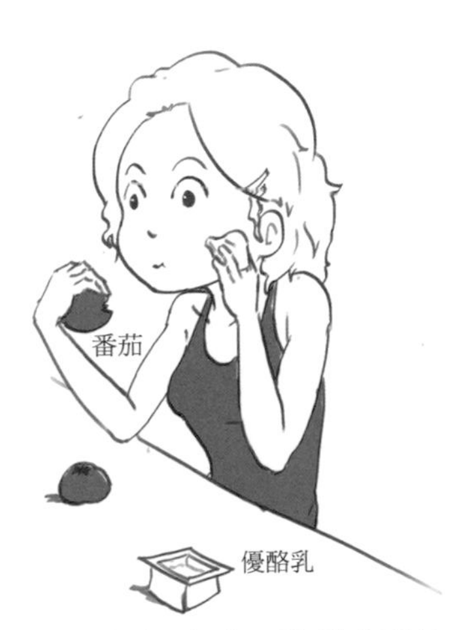

曬傷敷優酪乳，防曬吃番茄

那年夏天，侄子與侄媳一起到海南旅遊，他們又是天涯海角、蜈支洲島，又是蝴蝶穀、假日海灘的，那幾天正好趕上海南的「桑拿天」，氣溫高達 38℃。由於在防曬方面準備不足，他們先後被曬傷了。不僅背部皮膚紅腫，臉部肌膚也火辣辣的。他們只好暫停旅行，老老實實待在賓館裡。

侄子打電話向我求救，問有沒有什麼治療曬傷的小偏方。他抱怨說：「曬傷了難受不說，更讓我難以忍受的是，不能再下海游泳了，否則真是在自己的傷口上撒鹽！」

我告訴他，曬傷是皮膚的急性炎症，冷敷是最有效的處理方法。相比普通的涼水冷敷，冷優酪乳外敷效果更好。因為優酪乳有殺菌、消炎的作用，對曬傷、燒傷、粉刺等都有良好的殺菌消毒、促進癒合的功效。此外，優酪乳中富含蛋白質、多種維生素及礦物質，有利於保護皮膚、防止皮膚角化和乾燥。因此，曬傷後用冷優酪乳外敷有奇效。

優酪乳冰敷

1. 將優酪乳放入冰箱的冷藏室裡，在 4～10℃的溫度下冷藏，這種溫度下的優酪乳最適合做冷敷。
2. 等優酪乳變得冰涼後，將其拿出搖勻，用乾淨的紗布在冷優酪乳裡浸溼後，敷在曬傷的皮膚上。
3. 隔 5 分鐘浸泡一次優酪乳，每次敷 30 分鐘，一天 2～3 次即可，一般 3 天左右即可痊癒。

我還囑咐他們，這幾天就不要到處亂跑了，以免加重曬傷，導致肌膚脫皮。此外，還要少吃海鮮，以免加重對曬傷皮膚的刺激。

四天後，侄子從海南提前回來了，和他妻子一起來我家看我。我發現他們的皮膚已經恢復正常了。閒聊中，我們又談到了夏季防曬的問題，侄媳突發奇想地問：「有沒有什麼食物能提高人體的防曬能力呢？」

我微笑著告訴她，還真有這種食物，那就是我們經常吃的番茄。番茄富含抗氧化劑番茄紅素，其抗氧化能力是胡蘿蔔素的 3.2 倍，維生素 E 的 100 倍，能有效保護皮膚細胞免受自由基的損害，促進細胞生長和再生，維護肌膚健康。研究表明，每天攝入 16 毫克番茄紅素可將曬傷危險指數降低 40%。此外，番茄中含有豐富的維生素 C，對防曬也有良好的效果。

說到這兒，我忽然想起來，侄子似乎一直對番茄不感興趣，不知道聽我這麼說，他以後會不會有改觀。我立即起身，去廚房洗了幾個番茄，將其裝在盤子裡放在茶几上，

我沒特別叫侄子或侄媳去吃，只是想看看他們的反應。侄媳微笑著拿了個番茄，侄子竟也伸手拿了一個，他吃著番茄似乎突然想起了什麼，看我注視著他，那一刻他像個羞澀的孩子，尷尬地笑了。

貼心小補帖

除了番茄，奇異果、草莓等富含維生素 C 的水果，馬鈴薯、胡蘿蔔等富含 β 胡蘿蔔素的蔬菜，都有較好的防曬效果，平時不妨適當多吃。

茯苓養顏方，利水、美白效果佳

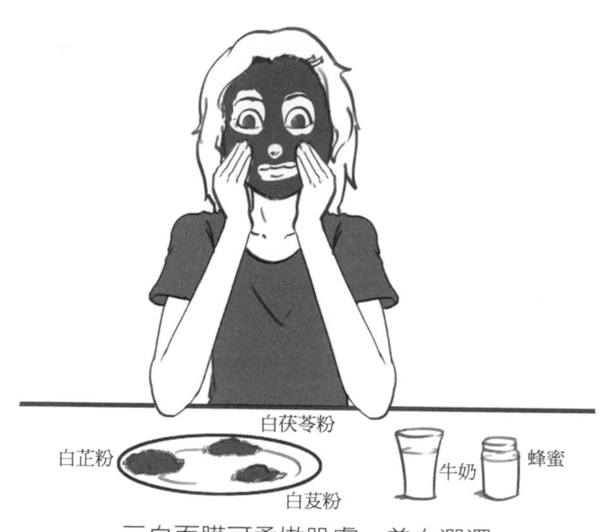

三白面膜可柔嫩肌膚、美白潤澤

蘇穎是我曾帶過的一個實習生，她有很明顯的晨起水腫的毛病。每次上班前，她都喜歡喝一杯咖啡，次數多了我便問她：「妳不是說胃不好嗎？怎麼每天早晨都喝咖啡呢？」她無奈地說：「我喝了咖啡後就愛上廁所，臉上的水腫就能消得快一些。」我建議她以後別喝咖啡了，可以改喝「茯苓茶」，即用 5～10 克茯苓泡水喝。

茯苓的藥用有著悠久的歷史，《淮南子》一書中就有「千年之松，下有茯苓」的記載。《神農本草經》也把茯苓列為上品，認為其有「利小便，久服安魂養神，不饑延年」的功效。茯苓是利水滲溼的良藥，小便不利、水腫等人均可用它來調理。

既然說到了茯苓，我就索性為蘇穎講了更多有關茯苓的知識。茯苓亦被認為是美容佳品，可以潔面、養顏，有效祛除皮膚的黑斑和色素。《經驗後方》中記載，食用茯苓「至百日肌體潤澤，延年耐老，面若童顏」。《東坡雜記》中記有服用茯苓的方法，說食用茯苓有「顏如處子」的美容功效。《紅樓夢》中也詳細介紹了茯苓霜（碾碎的白茯苓末）的服用方法，用牛奶或沸水將茯苓霜沖化、調勻，每天清晨起床後吃上一盅（約 20 克），具有良好的美容滋補效果。

相傳，慈禧太后非常喜歡食用茯苓。一次，慈禧太后生了病，不思飲食，廚師們絞盡腦汁，選來幾味健脾開胃的中藥，發現其中產於雲貴一帶的茯苓，味甘、性平，且有益脾安神、利水滲溼、美白養顏的功效。於是，以松仁、桃仁、桂花、蜜糖為主要原料，配以適量的茯苓粉，再用上等澱粉攤烙成外皮，精工細作製成夾心薄餅。慈禧吃後，非常滿意。而在已經公開的十幾個慈禧經常服用的美容、益壽方中，出現最多的就是茯苓。

聽說茯苓有這麼好的美容作用，蘇穎明顯來了興致，非要我為她推薦幾款有關茯苓的養顏小偏方。於是，我便為她總結了幾個。

茯苓膏

1. 將白茯苓 200 克掰成小塊，放入清水中浸泡 2 小時。
2. 然後用乾淨的紗布包裹起來，上籠用中火蒸 40 分鐘。
3. 取出後與 600 毫升牛奶一起放入攪拌機中攪勻，再將其倒入砂鍋中，大火煮沸，稍微冷卻後加適量蜂蜜即可食用。

功效 茯苓與牛奶搭配，可以增強彼此的食療養顏功效。

茯苓蜂蜜面膜

將 15 克白茯苓粉與 30 克蜂蜜調成糊狀，晚上睡前敷臉 15～20 分鐘後用清水洗淨。

功效 茯苓與蜂蜜一起使用，既能營養肌膚，又能淡化色斑。

三白面膜

1. 將白芷粉、白芨粉各 5 克，白茯苓粉 10 克，一起混合拌勻。
2. 冬季加適量蜂蜜調勻，如果感覺太黏可以加幾滴牛奶；夏季或油性肌膚者則只需加適量牛奶調和即可。
3. 將製作好的藥糊敷於臉部，15～20 分鐘後用清水洗淨。

功效 這款面膜來自中醫古方，具有柔嫩肌膚、美白潤澤的功效。

杏仁茯苓面膜

將 30 克杏仁粉、10 克茯苓粉、10 克蓮子粉與少許麵粉一起混合，加適量溫水調和至稀稠適度，均勻地敷於面部，15～20 分鐘後用清水洗淨。

功效 這款面膜是清代宮廷祕方，具有光潔皮膚、延緩衰老的作用。

銀耳茯苓面膜

將 5 克白芷粉、5 克白茯苓粉、10 克銀耳粉加適量水調和成糊，睡前敷臉，15～20 分鐘後用清水洗淨。

功效　這款面膜不僅能潤澤肌膚，還可淡化色斑及疤痕。

從那天起，蘇穎便與茯苓結下了不解之緣。一段時間後，我發現蘇穎的氣色變好了，皮膚白裡透紅。蘇穎還將茯苓美容的小偏方傳授給門診的其他女孩，為此竟然幫我收穫了非常好的人緣。

貼心小補帖

女性朋友要想面色紅潤有光澤，可以經常喝點「三白湯」：將白芍、白朮、白茯苓各5克，甘草2克，一起加適量水煎服，具有良好的健脾益胃、清熱解毒、寧心安神、靚麗肌膚的功效。

自製海藻面膜，使肌膚如水般柔滑

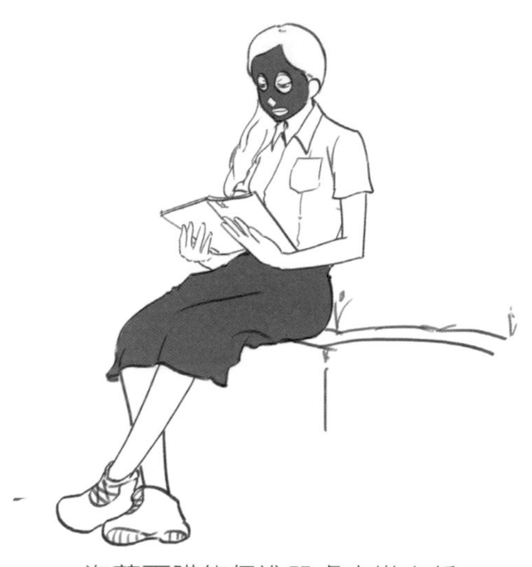

海藻面膜能促進肌膚水嫩白皙

一個週六的早晨，我和侄女一起看電視劇《蝸居》。見到李念扮演的「海藻」時，侄女突然問我：「您說海藻面膜真的具有補水效果嗎？我的很多朋友都在用，而且她們中的許多人都鍾情用天然海藻粉自製面膜。」

我告訴她，海藻是海洋裡的純天然植物，含有豐富的蛋白素和維生素 E，其不僅具有補水的作用，還有良好的美白、控油、除皺、袪斑的功效。她的肌膚有點黯淡，可以經常敷點自製海藻面膜，能有效促進肌膚水嫩白皙。接著，我為她推薦了幾款自製海藻面膜。

海藻甘油面膜

1. 取天然海藻粉 2 勺、甘油 1 勺一起放入碗中，加適量礦泉水攪拌均勻。
2. 潔面後，將自製面膜均勻地塗抹在臉上，10～15 分鐘後，用溫水洗淨。

功效 具有良好的補水效果。

海藻橄欖油面膜

1. 取天然海藻粉 2 勺、橄欖油適量一起放入碗中，加少許麵粉攪拌成漿。
2. 潔面後，將自製面膜均勻地敷在臉上，10 分鐘後，用溫水洗淨。

功效 有效改善黯淡膚色，使肌膚白皙光滑。

海藻豆油面膜

1. 取天然海藻粉 2 勺、豆油適量一起放入碗中，攪拌均勻。
2. 潔面後，塗抹在臉上，10～15 分鐘後，用溫水洗淨。

功效 良好的美白、收斂作用。

海藻牛奶面膜

1. 取天然海藻粉 3 勺放入碗中，加入適量牛奶，攪拌均勻（最好採用一邊攪拌一邊加牛奶的方式）。

2. 潔面後，將自製面膜均勻地塗抹在臉上，15～20 分鐘後，用溫水洗淨。

功效 補水保溼、美白控油的多重作用。

海藻蜂蜜面膜

1. 取天然海藻粉 2 勺、蜂蜜適量一起放入碗中，攪拌均勻。
2. 潔面後，均勻地敷在臉上，15～20 分鐘後，用溫水洗淨。

功效 增強肌膚的抵抗力、補水保溼。

海藻珍珠粉面膜

1. 取天然海藻粉 2 勺、珍珠粉 1 勺一起放入碗中，加適量礦泉水，一起攪拌均勻。
2. 潔面後，均勻地敷在臉上，10～15 分鐘後，用溫水洗淨。

功效 補水、美白、使肌膚富有彈性。

侄女是個急性子，聽了我的講述後，立即要去超市買天然海藻粉自製面膜。我拉住她，提醒她說：「敷海藻面膜最好在晚上，因為晚上肌膚細胞會更加活躍，皮膚的代謝能力也會增強，這個時候使用海藻面膜能達到事半功倍的效果。」

此外，海藻面膜雖好，但也不宜天天使用，太過頻繁地使用海藻面膜（其實，許多面膜都是如此），會使肌膚變得敏感、脆弱，易出現紅腫、過敏等問題。海藻面膜一周使用 1～2 次即可。

貼心小補帖

自製海藻面膜非常溫和，安全、高效、純天然，尤其適合以下不同膚質的女性：肌膚敏感、皮膚乾燥、油性肌膚想控油者、稍有曬傷者。

內服外用，做個美麗的「豆腐西施」

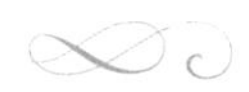

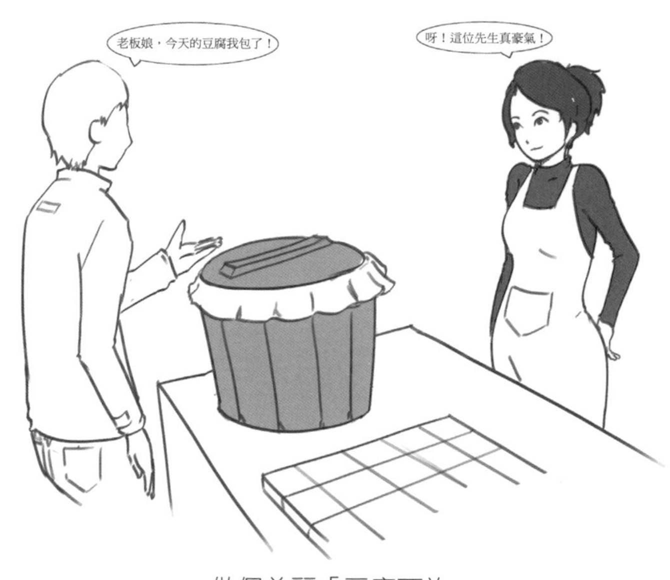

做個美麗「豆腐西施」

鄰居老張家的女兒在外地上大學，是個愛美、前衛的女孩。那天，我碰巧在樓下遇見了她。她微笑著跟我打招呼，說有個問題想請教我。

原來，她是個追星族，非常喜歡女明星楊冪。前幾天，她在報紙上看到一篇有關楊冪的報導，說楊冪愛用豆腐來美白。她疑惑地問我：「豆腐真的能美白嗎？」

我告訴她，豆腐不僅營養豐富，而且具有美白肌膚的效果。許多人都喜歡用「豆腐西施」來讚美女人，以此來比喻她的肌膚如豆腐般白皙滑嫩。而豆腐之所以能夠美容，是因為豆腐裡含有豐富的大豆異黃酮、優質蛋白質、鈣及維生素 E，具有很強的抗氧化作用，經常內服外用，會使肌膚變得又白又嫩。

豆腐美白，最簡單的方法就是食用，如我們生活中常吃的白菜豆腐、蝦仁豆腐、鯽魚豆腐湯、回鍋豆腐等，都是不錯的選擇。此外，我還為她特別推薦了一款豆腐美白食療偏方——白芷豆腐美白祛斑湯。

白芷豆腐美白祛斑湯

1. 取白芷 20 克，用清水浸泡一夜，洗淨、切片。
2. 豆腐 400 克洗淨，切成 3 公分寬、4 公分長塊狀。
3. 生薑 5 克洗淨、切片，大蔥 10 克洗淨、切段。
4. 將白芷、豆腐、薑片、蔥段一起放入砂鍋中，加適量清水，大火煮沸，改小火燉煮 30 分鐘，加適量鹽、味精、胡椒粉調味即可。

功效 這款湯滋味鮮美，具有良好的美白祛斑作用，尤其適合臉上長斑、皮膚較黑的女性。

當然，除了食用外，豆腐外敷也具有很好的美白功效。最直接的方法就是用豆腐做按摩：每天晚上清潔皮膚後，切下一小塊豆腐，將豆腐放在手心裡按摩臉上的每一寸肌膚，使豆腐中的大豆蛋白及其他營養成分被臉部肌膚充分吸收，按摩 15～20 分鐘後，用溫水洗淨，再使用一些其他的常用護膚品。持續 1 個月左右，肌膚就會變得白皙很多。

接著，我又為她推薦了幾款我所知道的豆腐面膜，都具有良好的美容效果。

豆腐美白祛斑面膜

1. 取豆腐 20 克，放入碗中碾碎，加入酵母粉 10～15 克、橄欖油 5 克，一起攪拌均勻。
2. 潔面後，將自製面膜均勻地敷在臉上，15～20 分鐘後，用溫水洗淨。

功效 美白祛斑效果佳，經常使用能使肌膚變得柔細白嫩。

豆腐薏仁美白面膜

1. 取豆腐 20 克、薏仁粉 10～15 克，一起放入碗中碾碎、拌勻。
2. 潔面後，將自製面膜均勻地敷在臉上，15～20 分鐘後，用溫水洗淨。

功效 嫩白柔細肌膚，改善粉刺及毛孔粗大的問題。

豆腐綠豆潔淨面膜

1. 取豆腐 20 克，放入碗中碾碎，加入綠豆粉 10～15 克，一起攪拌均勻。
2. 潔面後，將自製面膜均勻地敷在臉上，15～20 分鐘後，用溫水洗淨。

功效 深層清潔肌膚，去除角質，尤其適合油性肌膚的女性使用。

豆腐綠茶抗氧面膜

1. 取豆腐 20 克、綠茶粉 5～10 克，一起放入碗中碾碎、拌勻。
2. 潔面後，將自製面膜均勻地敷在臉上，15～20 分鐘後，用溫水洗淨。

功效 具有較好的抗氧化、保溼作用，並可有效地緊緻肌膚。

臨別前，我跟鄰居家的女孩開玩笑說：「以後有空經常做做豆腐美容，等妳成為『豆腐西施』後別忘記謝謝我！」至於她此後是不是經常用豆腐美白我不清楚，但我常聽鄰居老張抱怨，他的妻子不知道為什麼竟然愛上了吃豆腐，他們家已經連續吃了近一個月的豆腐。看著老張苦著的臉，我只能尷尬地笑了笑。

貼心小補帖

將一小塊豆腐弄碎，裝入薄紗布袋中，洗臉後用它來搓揉臉部，或將一小塊豆腐碾碎後，加入一些蜂蜜和麵粉，拌勻後敷在臉上，15～20 分鐘後洗去，都具有使肌膚白皙柔嫩的功效。

白醋護膚，「醋」美人也不錯

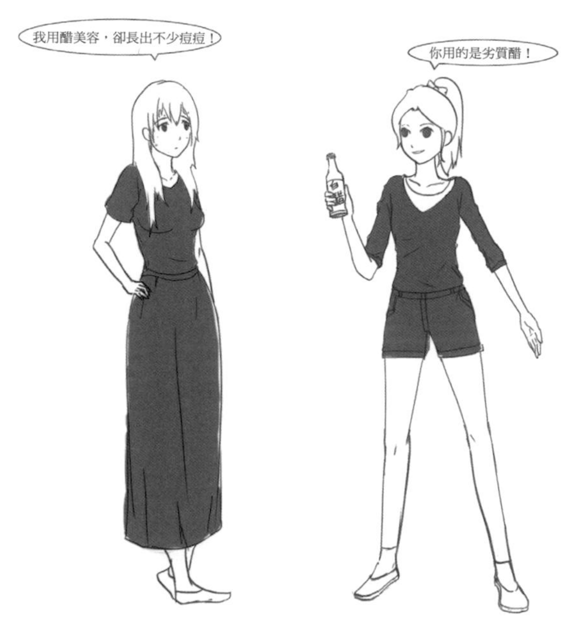

不要用混雜添加物的醋美容

許多女性朋友會有疑問：白醋真的有護膚美容的效果嗎？我曾就此請教過營養美容師顧女士，她回答說：「只要方法正確，白醋確實有很好的美容效果。」她推薦了幾種用白醋來護膚美容的方法。

◆美白肌膚：每次洗臉時，用加入少許白醋（約 2 匙）的溫水洗臉和手，5 分鐘後再用清水洗淨，長期持續，不僅可以使皮膚變白，還可有效抑制黑色素沉著，消除粉刺、黑頭之類的皮膚問題。

◆減少皺紋：晚上洗臉後，將 1 匙白醋、3 匙水混合，用棉球蘸取，在臉上有皺紋的地方輕輕塗抹，再用手指指腹輕輕按摩，用清水洗淨，可幫助消除臉部細小皺紋。

顧女士還介紹說：「白醋與黃瓜汁、冬瓜汁、白朮、甘油搭配，也是護膚的好選擇。」

白醋＋黃瓜汁

1. 將白醋與黃瓜汁按 1：1 的比例調和。
2. 清潔面部後，均勻地塗抹在臉上，約 10 分鐘後，用清水洗淨。

功效　嫩膚祛痘。

白醋＋冬瓜汁

1. 將冬瓜洗淨、去皮、切塊，搗爛取汁，再加入 2 匙白醋。
2. 清潔面部後，均勻地塗抹在臉上，約 10 分鐘後洗淨。

功效　連續使用可以幫助祛除黃褐斑。

白醋＋白朮

1. 在藥店購買少許白朮，洗淨後切薄片，然後按 1：10 的比例泡在白醋裡，密封浸泡一個星期。
2. 每天洗臉後，用浸過醋的白朮擦拭面部長斑的地方，再用清水洗淨。

功效　連續使用有減淡、消除色斑的效果，對雀斑尤其有效。

白醋＋甘油 1

皮膚黝黑者，可以將白醋與甘油按 2：1 的比例調和，時常用來塗抹肌膚。

功效 減少黑色素沉積，一段時間後能使肌膚白嫩、光滑、有彈性。

白醋＋甘油 2

皮膚乾燥搔癢者，可以將白醋與甘油按 4：1 的比例調和，每次洗臉後趁毛孔打開、皮膚未乾時，塗抹在肌膚上。

功效 滋潤去癢效果佳。

此外，還可以將白醋、甘油、黃耆和清水按 2：2：1：1 的比例調和，雖然有點黏，卻具有超強的保溼功效，非常適合晚間代替護膚霜使用。

不過，白醋護膚效果雖好，但皮膚易過敏者最好不要使用。即使是油性皮膚的人也不宜頻繁使用，一般一星期 3～4 次為好。

貼心小補帖

白醋還有很多其他妙用，如洗頭時，將白醋和水按 1：10 的比例混合，用來沖洗頭髮，能有效殺滅產生頭皮屑的元兇——卵圓形糠秕孢子菌；在溫水中加入少許白醋，用其浸泡指甲，然後再進行修剪，不僅可使指甲易於修剪，而且指甲縫中的汙垢也容易清除，還會使指甲變得光亮晶瑩。

洗面如玉膏，褒姒的美容祕方

褒姒娘娘，請問您的美容秘訣是什麼？
洗面如玉膏！

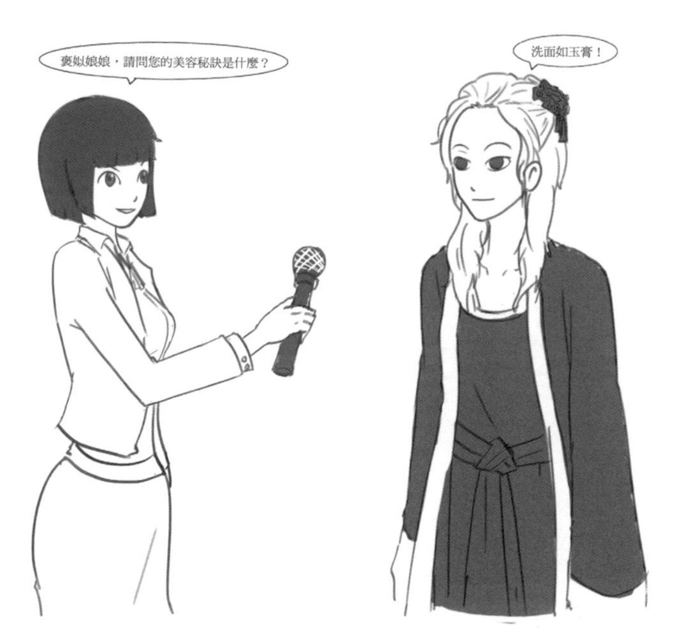

洗面如玉膏，褒姒的美容祕方

在明彭用光編的《體仁彙編》一書中，記載著一款簡單有效的美白祕方——「洗面如玉膏」。其實，這款美白祕方並不是直到明代才出現的，其歷史最早可追溯到西周時期，據說是褒姒的美容祕方。

褒姒是周幽王的愛妃，是個「冷美人」，她平時很少笑，不過偶然一笑卻更加豔麗迷人。周幽王為搏美人一笑，使盡了渾身解數。褒姒喜歡聽布匹撕裂時發出的聲音，周幽王便下令各諸侯進貢布匹供褒姒撕著玩。儘管如此，褒姒依然很少笑。於是，周幽王發出重賞，誰能讓褒姒一笑就賞千金，結果上演了「烽火戲諸侯」的鬧劇，直接斷送了周王室的江山。司馬遷說：「褒姒不好笑，幽王欲其笑，萬方故不笑。」意思是說，褒姒不愛笑，周幽王為了她一人的笑，天下百姓就再也笑不起來了。唐代詩人胡曾也寫有詩篇：「恃寵嬌多得自由，驪山烽火戲諸侯。只知一笑傾人國，不覺胡塵滿玉樓。」

那麼，「洗面如玉膏」又和褒姒有什麼關係呢？褒姒愛打扮，周幽王便讓人們進獻美容祕方。一次，有人進獻了一種美容藥膏，據稱可以祛斑增白、潤肌香肌。褒姒用了以後，效果非常神奇。不過，褒姒一想：如果其他女人用了這種藥膏，豈不是也變得像自己一樣美麗？於是，褒姒心生毒計，她佯裝使用這種藥膏後面癢、頭痛，並說進貢藥膏的人心懷不軌，想置她於死地。周幽王大怒，將研製藥膏的人全部抓起來處死了。從那以後，這種膏藥便成了褒姒一個人的美容祕方，直到許久以後才被人發現，從此走入民間。這種美容藥膏，就是「洗面如玉膏」。

洗面如玉膏

1. 取丁香 3 克、麝香 3 克、白芷 6 克，一起研成細末。
2. 加 200 毫升白酒熬成膏，每天早晚用以洗臉即可。

在「洗面如玉膏」中，所用的三味藥都具有較好的美白養顏功效。丁香氣味辛香，外用可殺蟲辟穢、消腫香身，其所含的揮發油成分對於皮膚有溫和刺激作用，能使局部血管擴張，改善血液循環，從而使人面色紅潤；麝香辛溫香竄，長於芳香辟穢、活血通絡，可「通諸竅，開經絡，透肌骨，去面黑」（《名醫別錄》）；白芷能芳香祛斑、潤澤肌膚，是古代美容方常選的美容要藥，現代研究則證實，白芷能有效減少皮膚中黑色素的形成，具有很好的去黑增白的功效。

這款「洗面如玉膏」尤其適合皮膚偏黑的女性，讀者不妨一試。一般持續使用2個月左右，就能有明顯效果，不僅肌膚會白嫩紅潤很多，而且還會香氣繚繞，更顯女人味。

貼心小補帖

古人美容的方法多種多樣，如她們很早就認識到桃花可以美容。著名的藥學專著《神農本草經》記載，桃花具有「令人好顏色」的功效。將新鮮桃花搗爛取汁，塗於面部，輕輕按摩片刻，也可用乾的桃花粉末，與蜂蜜調勻後敷於面部，具有使面色紅潤、肌膚光潔、富有彈性的神奇效果。

chapter 6 祛斑除皺的不老偏方

女人的一生總是在不斷地戰鬥，為什麼而戰？自然是為了紅顏不老、青春美麗。仔細想想，原來女人美麗的天敵還真不少：痘痘、油脂、乾燥、色斑、皺紋……

不過，也不必過於緊張和煩惱，對付這些天敵，女性朋友不妨試試這些簡單有效的小偏方：薏仁甘草面膜祛痘不留痕、消斑美白湯能夠戰勝頑固黃褐斑、紅薯做面膜能讓肌膚脫胎換骨、雞蛋美容法是慈禧太后的養顏祕訣……

薏仁甘草面膜，祛痘不留痕

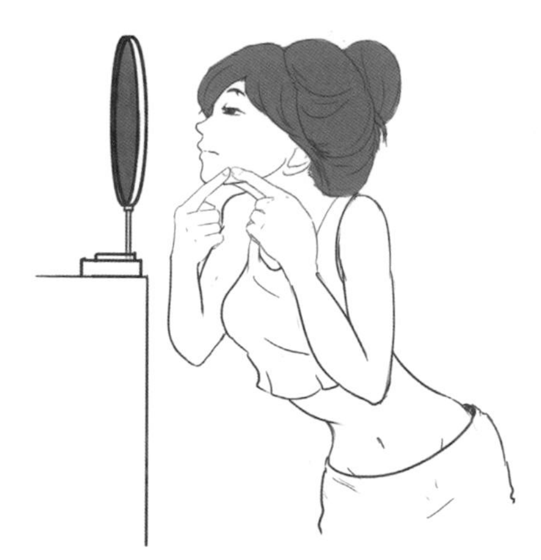

長了痘痘，千萬不要去擠它

薇薇是個聰明漂亮的女孩，正讀高中二年級。她從小就能歌善舞，而且學習成績優秀，深得老師和同學們的喜愛。可是不久前，薇薇在照鏡子時，突然發現自己原本光滑的臉上，長出了一顆顆小痘痘，不僅難看，而且摸上去也很不舒服，這讓愛漂亮的薇薇苦惱不已。她甚至覺得，周圍的人都在用異樣的眼光看她……

為了消滅這些痘痘，薇薇用了各種各樣的祛痘產品，可是她很不滿意緩慢的效果。於是，她迫不及待地用手一一將痘痘擠破，不僅很疼，而且還在臉上留下了深深淺淺的痘痕。

這些痘痘及痘痕深深困擾著薇薇，她每天對著鏡子發呆，盼望著這些痘痘及痘痕能快點消失，甚至在上課的時候，她也忍不住拿出小鏡子照上幾眼。漸漸地，薇薇在課堂上注意力無法集中，她的學習成績也隨之退步。在老師的建議下，薇薇來看門診。

我安慰薇薇不必擔心，長痘痘是很正常的事。痘痘又叫「粉刺」，在醫學上被稱為「痤瘡」，是年輕女孩很常見的一種皮膚問題。這主要是因為年輕女孩的內分泌大大增加，過多的皮脂堵塞在毛囊口不能暢快地排出，於是在皮膚表面形成一個個乳白色的小點，之後，小點的頂端被空氣氧化而變黑。

聽我這麼說，薇薇似乎輕鬆了不少。不過，她說自己很怕吃藥，即使吃也最好吃甜藥。我微笑著告訴她，其實她的情況並不嚴重，根本就不用吃藥。接著，我給了她一些建議。

◆保持心情愉悅：痘痘的出現並不只是皮膚問題，內分泌失調是誘發痘痘的重要原因，而過度緊張、焦慮，就會導致生理功能失衡，加快油脂分泌。因此，保持愉悅的心情是防治痘痘的第一良方。

◆科學合理膳食：注意飲食規律和飲食結構，適當多吃新鮮的水果、蔬菜，少吃高熱量、高脂肪及辛辣刺激的食物，切忌暴飲暴食。此外，甜食也是導致痘痘的重要原因，因此，要少攝入蛋糕、巧克力、冰淇淋、碳酸飲料等。

◆保證充足睡眠：在睡眠時間，尤其是夜間 10 點到淩晨 2 點，人體皮膚的新陳代謝加快，如果睡眠不足，就會影響皮膚的代謝能力和自我修復能力，從而降低皮膚對細菌的抵抗力。

◆注意個人衛生：保持臉部清潔，但每天洗臉次數不可過多。注意保持頭髮的清潔，以免頭髮上的汙垢感染痘痘。切忌亂用化妝品，否則會加重毛囊堵塞。

此外，我還為薇薇推薦了一款祛痘不留痕的偏方──薏仁甘草面膜。

薏仁甘草面膜

1. 取 3 勺薏仁粉、2 勺甘草粉放入碗中，倒入半杯鮮奶，一起攪拌均勻。
2. 使用時，先用清水將臉洗淨，然後將調製好的面膜均勻地塗抹在臉上，注意避開眼睛和嘴唇周圍的皮膚，重點塗抹於痘痘及痘痕處，10～15 分鐘後用清水洗淨。每 1～2 日一次，連用 1 個月。

薏仁粉中含有豐富的類黃酮，能夠有效抑制黑色素的形成，從而達到美白肌膚、淡化痘痕的作用。甘草粉不僅含有類黃酮，還具有明顯的抗氧化能力，能夠有效清除氧自由基，有美白、祛斑、養顏的功效，常常被用作快速、高效、綠色的美白祛斑產品的添加劑。薏仁粉、甘草粉與鮮奶（富含蛋白質和多種氨基酸）搭配，對肌膚的保養、修復、美白具有良好的效果。

薇薇回去後，在養成良好生活規律的同時，幾乎每天都使用薏仁甘草面膜。一個多月後，我再次見到她時，那個滿臉痘痕的醜小鴨不見了，在我面前的是一個亭亭玉立、肌膚水潤的美麗女孩。

貼心小補帖

臉上長痘痘的女生要注意防曬。因為陽光中的紫外線，如果經痘痘的傷口而直射穿透表皮層，就會在傷口部位形成黑色斑點，即使以後痘痘消失了，也會留下黑斑痕跡。

消斑美白湯，戰勝頑固黃褐斑

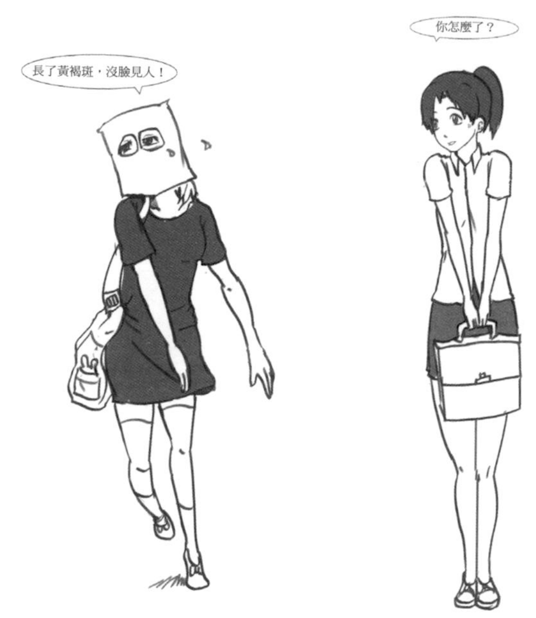

黃褐斑是女人的大敵

作為一名醫生，我有收集偏方的習慣，我的工作筆記中記錄著眾多各種各樣的小偏方，它們雖然各有不同，但都被驗證是安全、有效的。

那天，我聽說護士長李潔曾用偏方戰勝過臉上的黃褐斑。於是，我便利用休息時間去向李潔取經。

李潔說，她以前皮膚一直很好，雖然不是很白，但別的女孩臉上長痘痘、色斑，她卻沒有。原本她還滿慶幸的，覺得自己很幸運。不過，自從上班後，她的臉上陸續出現了一些黃褐斑。開始時她沒有在意，以為按照以往的經驗過幾天就會好。但後來非但沒好，反而越來越多，兩頰被頑固的黃褐斑牢牢占據了。

從那時起，出現在臉上的黃褐斑就成了她的心頭大患。她再也不敢以「真面目」示人，每天出門前最重要的事，就是用那些昂貴的化妝品來武裝自己的臉。而且，為了祛除那些令人生厭的斑，她想盡了辦法，各種祛斑產品幾乎都試遍了，錢沒少花，但效果卻不理想。

一次參加同學聚會，她遇見了一位很久不見的女同學。她記得，這位女同學以前臉上有不少黃褐斑。不過，現在不僅臉上的斑不見了，而且皮膚也白皙了很多。於是，李潔便主動向她求教。

顯然，那位女同學經驗豐富。她告訴李潔，要想戰勝頑固的黃褐斑，首先要養成良好的生活習慣。如注意適度休閒，避免長期、過度地精神緊張，儘量避免日曬，少食薑、蔥、辣椒等刺激性食物，適當多吃富含維生素的食品，不可濫用化妝品……接著，她為李潔介紹了一款「消斑美白湯」，這是以前為她治療黃褐斑的醫生推薦給她的，醫生說這個偏方對於因脾運失健、肝氣不暢、氣血失調所致的面色黯沉、黃褐斑有良好療效。

消斑美白湯

1. 取絲瓜絡、白茯苓、白僵蠶、白菊花、珍珠母各 10 克與紅棗 10 顆，一起放入鍋中，加適量清水煎煮 20 分鐘。
2. 在關火前 3～5 分鐘，加入玫瑰花 3 克。分成 2 份，早晚飯後服用，每天一劑。

回到家後，李潔一直持續服用「消斑美白湯」。一個多月後，她臉上的黃褐斑就大致消退了。不過，這個大大咧咧的女孩，竟然一直不知道，這個偏方為什麼會有這麼好的效果。

該方中的絲瓜絡可通絡活血、疏肝理氣，能改善因情緒不佳、肝氣不暢、血瘀色素沉著所致的面部色斑；白茯苓不僅能利水滲溼、益脾和胃、寧心安神，還有很好的消斑美白效果；白僵蠶不僅能清熱祛風、調和營衛，而且具有營養皮膚和美容養顏的作用，《神農本草經》也認為白僵蠶能「滅黑斑，令人面色好」；白菊花可疏散風熱、平肝明目、清熱解毒，而且是消斑美容的好幫手。

此外，珍珠母可滋陰清熱、平肝寧心、解毒養顏；紅棗能補中益氣、養血安神，可長期用於女性補氣養血、潤澤肌膚；玫瑰花可疏肝理氣、養血美容。

此方以中藥與普通食材相配，集治療和調養於一身。以調補五臟，尤其是疏肝平肝、活血理氣、祛斑美白為調治原則，可以有效改善面部色素沉著，適用於色斑、黃褐斑、蝴蝶斑等。

貼心小補帖

「豬腎消斑粥」可補腎健脾、祛瘀化斑。具體做法為：取豬腎1對，處理乾淨、切丁；山藥100克，去皮、洗淨、切塊；薏仁50克、大米200克，分別洗淨；將上述材料一起放入鍋中，加適量清水煮粥，粥熟後加少許鹽調味即可。

生薑蜂蜜水，有效祛除老年斑

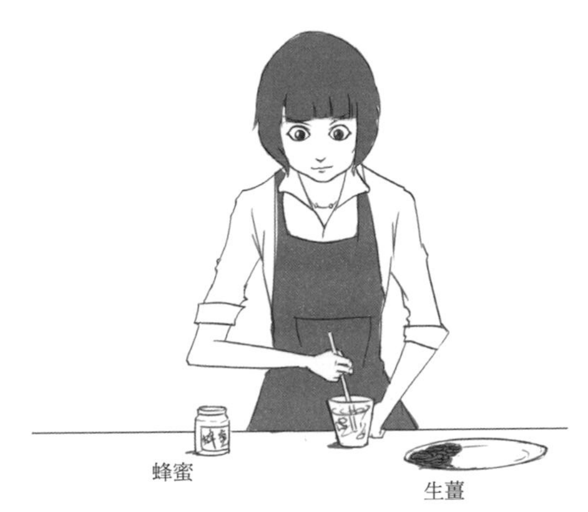

生薑蜂蜜水，有效祛除老年斑

鄰居林太太今年 48 歲，幾個星期前臉上忽然長出少許褐色斑點，她以為是太陽曬多了、睡眠飲食不規律引起的，就沒有在意，不料後來斑點有擴張的趨勢，這讓她苦惱不已。

那天，我在社區的花園裡遇見林太太。她立即跑過來，想讓我幫忙看看。我仔細觀察後發現，林太太臉上的斑點就是我們通常所說的「老年斑」。

老年斑全稱「老年性色素斑」，大部分人在 50 歲以後開始長。一般多見於面部、額頭、背部、頸部、胸前等，有時也可能出現在上肢等部位。中醫認為，人進入老年後，肺氣虛衰、胃氣不足、皮膚失養是出現老年斑的根本原因。現代醫學研究發現，老年斑是由於人體內氧自由基過度活躍所致。

林太太聽了我的解釋後，眉頭皺得更緊了，她帶著些許哭腔說：「我還沒到 50 歲呢，竟然就『生銹』了，現在不嚴重還好，要是以後臉上佈滿老年斑，我還怎麼見人啊？您快幫我想想，有沒有什麼偏方可以幫我『除鏽』的？」

我告訴林太太，不妨試試「生薑蜂蜜水」。

生薑蜂蜜水

1. 取 10～15 克新鮮生薑，洗淨、切片，用 200～300 毫升沸水沖泡，加蓋悶 5～10 分鐘。
2. 待水溫降至 60℃左右後，加 10～15 克蜂蜜，攪拌均勻即可飲用。（加入蜂蜜時水溫不可過高，否則會破壞蜂蜜中的維生素 C，降低其抗氧化能力。）

生薑含有多種活性成分，其中薑辣素具有很強的抗氧化功效，可以快速清除自由基，抑制體內過氧化脂質的產生，因而可以防止或減少老年斑，其抗氧化作用比我們所熟知的抗衰老能手維生素 E 的功效還強。

蜂蜜具有補中潤燥、緩急解毒的作用，藉由其補益作用可以促進人體氣血的化生，維持氣血的正常運行。現代醫學研究表明，蜂蜜中含有大量的抗氧化劑、維生素 C 和黃酮類化合物，對自由基有很強的「殺傷力」。

生薑與蜂蜜搭配，不僅能有效抗氧化、祛除老年斑，而且有互補的作用。因為生薑具有發散作用，年老體弱、表虛自汗者不宜久服，否則易耗氣傷陰，而蜂蜜的補益作用則可以避免服用生薑後的出汗過多以及導致人體陰液過度耗傷的不良反應。不過，用生薑蜂蜜水祛除老年斑必須持續長期服用，否則很難有明顯效果。只要能持之以恆，就不僅能在一定程度上防止老年斑繼續生長，而且還可使已經出現的老年斑漸漸變淡。

從那天起，林太太持續每天服用一杯生薑蜂蜜水。一段時間後，她臉上的老年斑果然淡了不少。她還特地將這個偏方傳授給社區的其他老年人，結果造成社區超市的生薑、蜂蜜一度熱銷。

貼心小補帖

局部按摩使皮膚溫度升高、血管擴張，能改善局部血液循環，促進色素排出。具體做法為：將兩手手掌搓熱，各自對著面頰上下左右不斷按摩，直至產生舒適感；再用手指指腹對個別的明顯斑點進行局部按摩，直至皮膚變紅、發熱；每日進行 2～3 次，長期持續有良好的祛除老年斑的效果。

珍珠粉面膜，「草莓鼻」的剋星

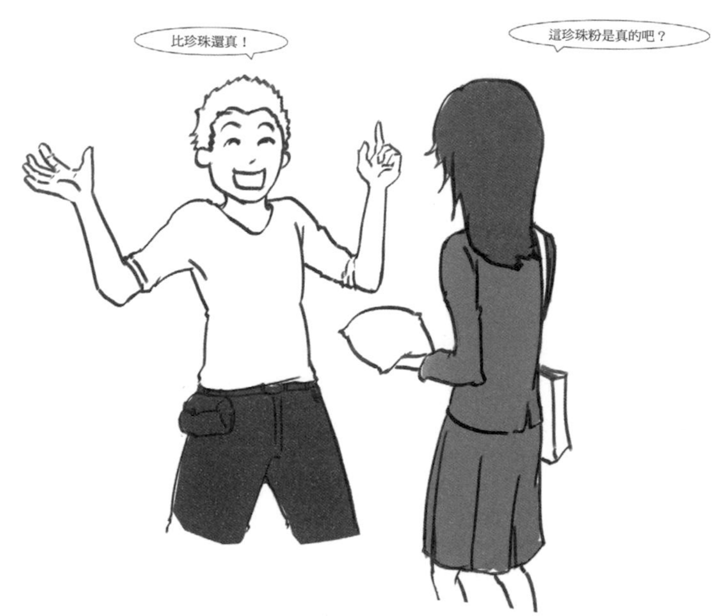

當心買到用貝殼磨製的假品珍珠粉

朋友的女兒小可今年 19 歲，剛上大一。她人如其名，是一個活潑可人的女孩。前段時間，大家一起外出遊玩，這個本來愛臭美、愛拍照的女孩卻一反常態地對著鏡頭躲躲閃閃。我覺得納悶，便調笑說：「愛臭美的小丫頭長大了啊！拍照怎麼還扭扭捏捏起來了？」小可嘟著嘴向我抱怨：「最近不知道怎麼了，鼻子上長了好多黑頭粉刺，都成『草莓鼻』了，總覺得臉上髒兮兮的。現在的手機、相機解析度都這麼高，看著照片裡滿鼻子黑頭粉刺的自己，簡直讓人崩潰，倒不如不照。」

聽她這麼說，我表示理解。在門診中也不乏前來問詢祛黑頭粉刺方法的人，很多女孩都有和小可一樣的煩惱，都對鼻子上惱人的黑頭粉刺恨之入骨。

黑頭粉刺是常見皮膚病之一，主要是由皮脂、細胞屑和細菌組成的一種「栓」樣物，阻塞在毛囊開口處而形成的。人臉部的油脂腺受到過分刺激時，毛孔會分泌多餘油脂，如果不及時徹底清潔就會造成油脂腺堵塞。時間一久，這些油脂最終會硬化，加上空氣中的塵埃、汙垢氧化後逐漸成為黑色的小點，這些小點就是黑頭粉刺。黑頭粉刺阻塞在毛囊開口處，通常出現在額頭、鼻子等部位。

我告訴小可，面對這惱人的黑頭粉刺，首先要從飲食調節做起，少吃或不吃油膩辛辣的食物，減少面部油脂分泌，多吃水果蔬菜；其次，要注意日常臉部清潔，防止毛孔阻塞。此外，我還為小可推薦了一個祛黑頭粉刺小偏方——珍珠粉面膜。

珍珠粉面膜

1. 選購品質有保障的內服珍珠粉，取適量放入碗中，加入適量清水，將珍珠粉調成糊狀。
2. 潔面後，將調好的珍珠粉面膜均勻地塗在臉上，用輕柔的按摩手法在臉上按摩 5～10 分鐘，待臉上的珍珠粉變乾時，用清水洗淨即可。每週 1～2 次。

功效　能有效去除老化的角質和黑頭粉刺。

珍珠粉的美容效果古人早就已經知道，如《本草綱目》中說：「珍珠味咸甘寒無毒，鎮心點目。珍珠塗面，令人潤澤好顏色。」現代研究則發現，珍珠粉的吸附力很強，能將死皮和毛孔內的多餘油脂、汙垢都吸出來，使肌膚深層清潔。此外，珍珠粉還有清熱解毒的功效，能除痘痘祛黑頭粉刺，促進受損組織的再生恢復。珍珠粉中還含有豐富的蛋白質，這些蛋白質在水解後可提供人體必需的氨基酸、微量元素、維生素B群等，可以滋養皮膚，有很好的潤膚、美白功效。

當天晚上，小可就迫不及待地嘗試了「珍珠粉面膜」。一個多月後，我再次見到小可時，她已經不是「草莓鼻」了，皮膚恢復了原有的清爽潔淨，而且比原來更加白皙了。沒有了黑頭粉刺困擾，再面對鏡頭時，小可露出了自信的笑容。

貼心小補帖

要想清除黑頭粉刺而不讓毛孔變大，最好先用熱毛巾敷面，令毛孔自然張開，除了有助於排出毒素外，也有助於清潔。清除完黑頭粉刺後，最好用冰凍蒸餾水或爽膚水敷於鼻子和 T 字部位，除能鎮靜皮膚外，還可以收縮毛孔。珍珠粉去黑頭粉刺，按摩時間要求久一點，所以不宜頻繁使用，建議一周 1～2 次，否則會帶來乾燥、脫皮等問題，不過停用之後症狀即會消失。

蘆薈功效多，祛痘消炎又美白

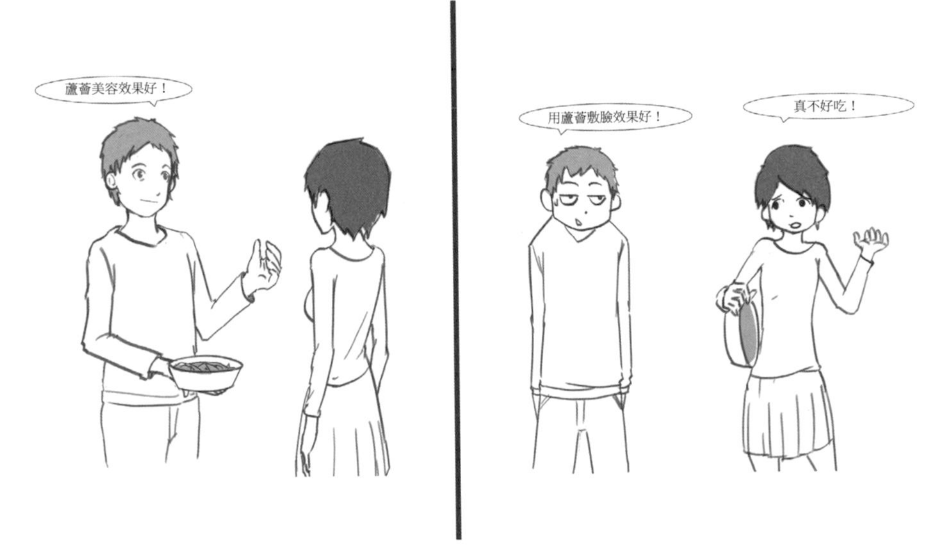

蘆薈被視為「美容聖品」

曉芸是個剛剛大學畢業的年輕女孩，面臨著找工作的人生大事，但她卻整日為滿臉痘痘而發愁。她來找我的時候已被困擾了許久，那時已經是三級痤瘡，滿臉的青春痘看起來有些恐怖。她告訴我，她從大一的時候開始長痘痘，到現在已經有三年了，用過外用的藥膏，也吃過口服藥物，但痘痘總是反覆發作。

經過詢問和檢查，我發現她內分泌紊亂、月經不調，再加上熬夜等不良習慣，所以導致痘痘滋生。我給她開了一些調理的藥物，並告訴她：「痤瘡本身就是一個容易復發的疾病，而且影響痤瘡的因素很多。妳現在首先要調整好心態，不要對此有太大壓力；少吃會刺激皮膚的食物，如辛辣油膩的油炸食品、燒烤、火鍋等；多吃新鮮水果和蔬菜，以及粗纖維食物，保持大便通暢；不要熬夜，養成良好的作息習慣；還要注意肌膚的補水和清潔。」

此外，我還為她推薦了兩個簡單有效的蘆薈祛痘美容小偏方。

蘆薈化妝水

1. 取新鮮蘆薈汁，加少許清水攪拌，潔面後均勻塗於面部。
2. 可以在每天擦護膚霜前使用，有二次清潔肌膚、控油保溼的功效。

蘆薈面膜

1. 取新鮮蘆薈葉 200 克，黃瓜 1 根，雞蛋 1 個，麵粉、砂糖各適量。
2. 將蘆薈葉、黃瓜洗淨，分別弄碎，用紗布取汁。
3. 將雞蛋打到碗內，分別放入一小匙蘆薈汁、黃瓜汁、砂糖，攪拌均勻，再加入 5 小匙麵粉或燕麥粉，調成膏狀。
4. 潔面後將面膜均勻地敷在整個臉上，然後眼、嘴閉合，使面部肌肉保持不動，約 30 分鐘後，用清水洗淨。每週使用 1～2 次。

蘆薈一直被視為「美容聖品」，市場上的很多護膚品都含有蘆薈的有效成分。蘆薈含有豐富的天然維生素、礦物質和氨基酸，這些都是保持機體青春常在的基本營養素。此外，蘆薈中富含的蘆薈多糖能調節機體的細胞免疫和體液免疫水準，啟動皮膚基底層細胞，增強其在皮膚局部的免疫功能和修復功能，促進其清除皮膚色素、抗氧化性損害、抗衰老的功效。蘆薈中的酚類化合物能抑制體內脂質過氧化，改善機體、皮膚的血流供應和微循環，增強皮膚細胞新陳代謝的活力。

不過需要注意的是，蘆薈的種類很多，其中，翠葉蘆薈是最宜用來美容的蘆薈鮮葉，它具有使皮膚收斂、柔軟、保溼、消炎、美白的作用，可以預防粉刺、祛除痘痘、預防化膿性皮膚病。

兩個月後，曉芸專程來門診向我致謝。那時，她不僅臉上的青春痘不見了，就連肌膚也光潔白嫩了很多。她開心地說：「我現在在陽臺上種了兩大盆蘆薈，自己用完全足夠了，痘痘再也沒來煩過我！」

貼心小補帖

由於有些人的肌膚可能會對蘆薈有過敏反應，因此，在使用蘆薈之前應該先在手背或耳後做肌膚的敏感測試，等確定無任何不適後再行使用。

紅薯做面膜，讓肌膚脫胎換骨

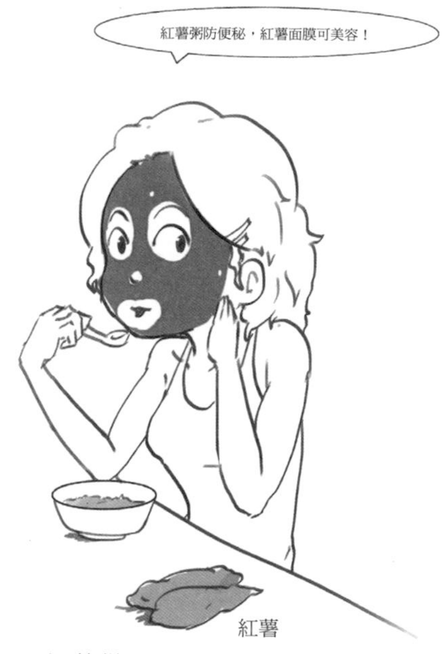

紅薯做面膜，讓肌膚脫胎換骨

不知從什麼時候起，開始流行把紅薯當作駐顏美容的好食材。許多女明星都曾強烈推薦吃紅薯，如著名影星胡可、張艾嘉、劉嘉玲等。

一說起紅薯，我的心靈深處就會湧現出陣陣溫情。我的老家出產紅薯，小時候家裡不寬裕，便常常吃紅薯，簡單的有煮紅薯、蒸紅薯，稍複雜些的有玉米煮紅薯、粉條燉紅薯。儘管如此，我依舊健康成長、很少生病，或許這正是家鄉人所說的「紅薯養人」。

後來，接觸的書籍多了，才知道紅薯的營養價值極高。紅薯含有豐富的膳食纖維、胡蘿蔔素、多種維生素及鉀、鈣、銅、鐵、硒等，是一種低熱量、低脂肪的健康食物。

據《本草綱目拾遺》記載，紅薯有「補虛乏，益氣力，健脾胃，強腎陰」的功效，使人「長壽少疾」。當代《中華本草》則說，紅薯「味甘，性平，歸脾、腎經」，「補中和血、益氣生津、寬腸胃、通便祕」。

世界衛生組織將紅薯評選為最佳蔬菜的冠軍。科學家通過研究則發現，紅薯抑制膽固醇的功效非常強大，抗癌功效也引人關注。

總之，吃紅薯的好處很多。不過，生活中也有一些人不愛吃紅薯，我的侄女就是其中一位。記得那次，侄女向我求救，原來她患了便祕，而且臉上冒出了幾個痘痘，大有擴張的趨勢。

侄女問我該怎麼辦，我給她的建議是合理膳食、積極運動的同時，愛上她一直覺得非常土氣的紅薯。見侄女疑惑，我解釋說：「對於便祕，吃紅薯恰到好處。紅薯含有非常豐富的膳食纖維，不僅能有效促進腸胃蠕動，而且其在腸道內吸收水分，能使大便變軟，有助於排便。」

我又問她：「妳知道妳臉上為什麼會長痘痘嗎？」她搖了搖頭，我說：「這都是便祕造成的。一個人顏面的變化，很大程度上是內在氣血的外部表現，大便不通暢，人體內的許多毒素就無法及時排出體外，時間長了，必定會對身體造成傷害，當然也會在面部表現出來。」我告訴她，要想肌膚白皙、遠離痘痘，需要的不是昂貴的化妝品，而是及時清除體內毒素，因此，多吃點紅薯是個不錯的選擇。

當然，紅薯不僅可以用來吃，還可以用來做面膜。

紅薯面膜

1. 取紅薯 1 個，帶皮洗淨，放入蒸鍋中蒸熟，切塊放入榨汁機中，再倒入 200 毫升優酪乳，一起榨汁，冷卻備用。
2. 使用時，先清潔面部，再將紅薯優酪乳面膜均勻地塗抹在臉上，10～15 分鐘後洗淨即可。

紅薯不僅營養豐富，而且還含有一種類似雌激素的物質，對保護人體皮膚、延緩衰老有良好的作用。紅薯和優酪乳搭配做面膜，具有收縮毛孔、消除疤痕、使肌膚細膩光滑的神奇功效。

聽我這麼推崇紅薯，侄女決定回去後好好試試。臨別前，我將家裡的大半袋紅薯送給了她。一個月後，侄女打電話給我，喜笑顏開地說：「紅薯真是好東西！我現在不僅便祕好了，而且痘痘沒了，更令我驚喜的是臉部肌膚也白皙了許多。」

貼心小補帖

紅薯含熱量低，約為大米的三分之一，膳食纖維豐富，頗具飽腹感，有利於排便，而且紅薯偏鹼性，食用後可以抑制皮下脂肪的增長與堆積。因此，無論作為主食還是副食，紅薯都是一種良好的減肥食品。據報導，著名影星劉嘉玲曾吃紅薯減肥，半年內減了 20 多斤。

三款小偏方，清熱利溼不長痘

聽說常吃綠豆和藕可以祛痘，試試看好了！
綠豆
藕

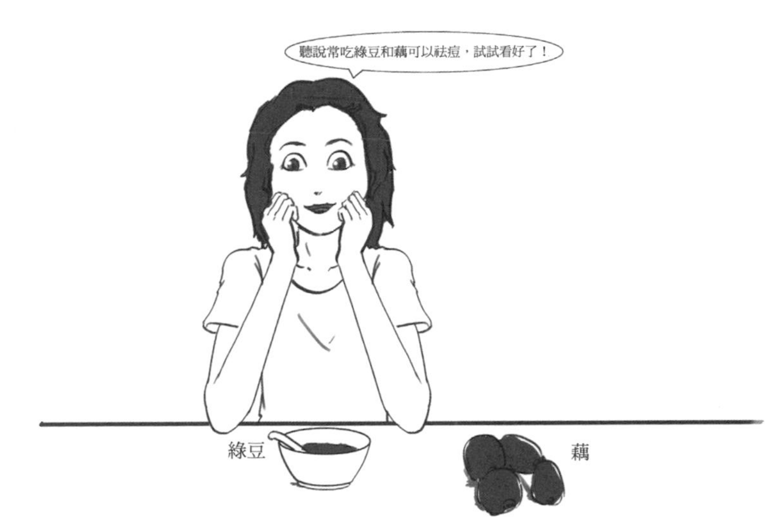

綠豆和蓮藕都是清熱利濕的好食材

許多人都認為長痘痘是青春的標誌，於是便有了「青春痘」的說法。青春期的時候，人體內的荷爾蒙會刺激毛髮的生長，促進皮脂腺分泌更多油脂，這時候如果毛髮和皮脂腺被油脂和細菌堵塞就會長出青春痘。青春期長青春痘是很正常的生理現象。

不過，如今長痘痘的女性越來越多了，但她們都不是青春期的少女，這也難怪有位女士在網上感慨：「人生最可悲的是青春沒有了，青春痘還在。」這句話說得俏皮又無奈，可見青春痘對於已經度過青春期的女人們造成了多麼大的煩惱。有些女生為了戰「痘」幾乎用盡了所有招數，吃的、擦的、調理的，卻悲哀地發現屢戰屢敗。正所謂「知己知彼，百戰百勝」，戰痘之所以失敗很大程度上是因為沒有真正瞭解自己長痘的原因。其實，許多人長痘痘都是因為溼熱內蘊在作怪。

張婷是我的一位患者，25 歲，身材高挑，亭亭玉立，可是正面一看，滿臉的痘痘。這些痘痘把她弄得很羞澀，她甚至不太願意與人交往。在來找我看病之前，她吃了不少藥，吃藥的那段時間，痘痘還會有所緩解，可一旦不吃藥了，痘痘就會立即出現。

針對她的這種情況，我進行了詳細的檢查和問診。原來她的母親年輕時也總長痘，說明她有一定的遺傳背景。此外，她總是覺得口乾、口氣重，小便很黃，大便也不是很暢快，吃東西口味偏重，還喜歡吃香辣的食物。

張婷這是典型的溼熱內蘊。也就是說，溼和熱聯手在體內肆虐，猶如將油倒入麵粉裡，分都分不開。溼熱內蘊了，痘痘就如雨後春筍般冒出來，將體內的溼熱表現在臉上，這是身體在用自己的語言與我們溝通，告訴我們它不再健康，正在被溼熱折磨。張婷的這種情況，不僅要有針對性地護理痘痘，如注意臉部清潔、不使用油膩滋潤的護膚品，更重要的是，要及時把溼熱內蘊的狀況調整過來，這樣才能從根本上戰勝痘痘。我給張婷開了一些清熱祛溼的藥，還專門為她推薦了三款食療偏方。

綠豆藕

1. 取綠豆 50 克洗淨，放入清水中浸泡 2 個小時，撈出備用。
2. 鮮藕一節去皮，洗淨後將綠豆塞入藕孔中。
3. 鍋中加適量清水，放入藕，大火煮沸後改小火煮熟，加適量食鹽調味即可。

功效 清熱解毒、生津止渴。

綠豆和蓮藕都是清熱利溼的好食材。綠豆味甘、性寒，李時珍稱其為「菜中佳品」，在清熱解暑方面有著很好的療效。藕味甘、性寒，能涼血止血、除熱清胃。

甘草三豆湯

1. 取甘草 3 克，黑豆、綠豆、紅豆各 15 克，洗淨備用。
2. 將所有食材放入鍋中，加適量清水，大火煮沸後改小火煮至豆子熟爛即可。

功效 清新爽口，非常適合內蘊溼熱的女性朋友。

綠豆有「濟世之食穀」的美譽，《隨息居飲食譜》記載：「綠豆甘涼，煮食清膽養胃，解暑止渴。」紅豆味甘、性平，具有健胃生津、祛溼益氣、消水腫的作用；黑豆味甘、性平，《本草綱目》記載：「（黑豆）能治水、消脹、下氣、制風熱而活血解毒。」甘草味甘、性平，具有補脾益氣、祛痰潤肺、解毒止痛的功效。

車前草粥

1. 取車前草 50 克洗淨、切碎，蔥 15 克洗淨、切段，粳米 50 克洗淨備用。
2. 將車前草和蔥段放入鍋中，加適量清水，大火煮沸，去渣，留汁在鍋中。
3. 粳米洗淨，倒入湯汁鍋中，加適量清水，大火煮沸後改小火熬煮成粥即可。

功效 清熱祛痰、明目利尿。

《本草匯言》記載：「車前子，行肝疏腎，暢郁和陽，同補腎藥用，令強陰有子；同和肝藥用，治目赤目昏；同清熱藥用，止痢疾火鬱；同舒筋藥用，能利溼行氣。」

最後我還叮囑張婷，日常必須遠離煙、酒，切忌熬夜，不吃辛辣、肥厚、甘膩、大補的食物，可適當多吃一些有益於清熱利溼的蔬果，如芹菜、苦瓜、絲瓜、黃瓜、西瓜等。一個多月後，張婷來門診向我致謝，那時她不僅溼熱內蘊的狀況不見了，臉上的痘痘也消失得無影無蹤。

貼心小補帖

溼為水，熱為火，溼熱內蘊的人每天都生活在「一半海水，一半火焰」之中，是名副其實地生活在「水深火熱」裡的一類人。俗話說「病從口入」，很多疾病都是我們自己吃出來的，要想把吃出來的疾病趕走，最好的辦法就是從吃入手，管住自己的嘴巴和欲望。再美味的食物，只要是生熱生溼的就不要動筷子了。辛辣、肥厚、甘膩、大補的食物，雖然味道鮮美，能激起我們的食欲，但卻是溼熱內蘊者的飲食大忌，因此，必須拒絕這些誘人的食物。

雞蛋美容法，慈禧太后也說好

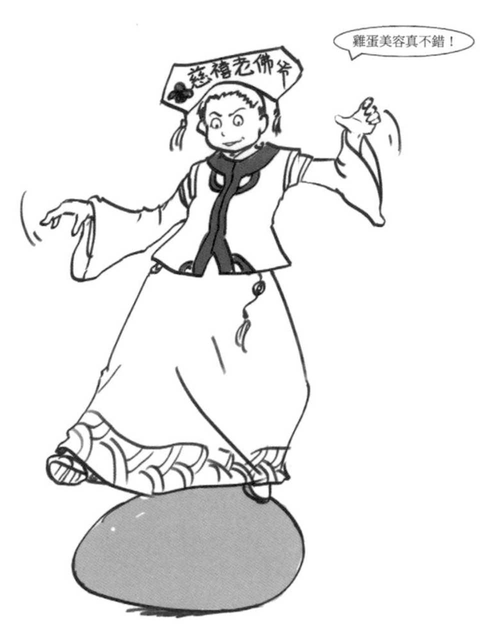

雞蛋美容法，慈禧太后也說好

慈禧太后非常講究美容，她有一個常用的美容偏方：每天晚膳後，用雞蛋清塗抹臉上的皺紋。

這種蛋清美容法也是影星張曼玉非常推崇的。蛋清之所以能夠美容，是因為蛋清中含有豐富的蛋白質和少量醋酸，蛋白質可以緊緻肌膚、使肌膚嫩白水潤，醋酸則可以保護肌膚的微酸性、防止肌膚受到細菌侵襲。

用蛋清美容，除了像慈禧太后一樣直接將蛋清敷在臉上，還有其他好方法。

蜂蜜蛋清面膜

將蛋清 1 個、蜂蜜 1 小勺一起放入碗中拌勻，睡前均勻塗抹於面部，15～20 分鐘後用清水洗淨。每週 1～2 次。

功效 美白肌膚，有效祛除皺紋。

番茄蛋清面膜

1. 取番茄 1 顆洗淨、切塊、榨汁，加適量蜂蜜、少許麵粉一起調成膏狀。
2. 再將 1 個蛋清加入其中，攪拌均勻，睡前塗抹於面部，15～20 分鐘後用清水洗淨。每週 1～2 次。

功效 使肌膚滋潤、白嫩。

珍珠蛋清面膜

1. 將蛋清 1 個、珍珠粉 10 克一起放於碗中，攪拌均勻。
2. 潔面後，將面膜糊均勻塗於面部，15～20 分鐘後，用清水洗淨。每週 1～2 次。

功效 美白、除皺。

事實上，除了蛋清外，蛋黃也有很好的美容功效。這是因為蛋黃富含蛋白質、脂肪、維生素 A、維生素 D、鈣、鐵、磷等營養物質，具有營養肌膚、撫平皺紋的良好效果。我的同事張女士已經 40 多歲了，卻依舊神采飛揚，在她的臉上幾乎看不見皺紋，據她透露，她的美容祕方就是經常做雞蛋黃面膜。

蜂蜜蛋黃面膜

將雞蛋黃 1 個、蜂蜜適量、麵粉少許一起調成膏狀，均勻塗於面部，15～20 分鐘後，用清水洗淨。

功效 適合油性肌膚，不僅能潤滑肌膚，還能有效防治粉刺。

牛奶蛋黃面膜

1. 將蛋黃 1 個、牛奶適量、麵粉少許一起放於碗中，調成糊狀。
2. 潔面後將面膜糊均勻地塗抹在面部，15～20 分鐘後，用清水洗淨。

功效 保溼、白嫩、潤滑。

檸檬蛋黃面膜

1. 將蛋黃 1 個、檸檬汁少許、植物油 1 匙一起攪拌均勻。
2. 潔面後將面膜糊塗於面部，15～20 分鐘後，用清水洗淨。

功效 適合過敏、脫皮的乾性皮膚，具有柔潤、清爽、美白的效果。

毫無疑問，雞蛋是美容養顏的好幫手，即使是將新鮮蛋殼內的軟薄膜貼在面部皺紋處，任其風乾後再揭下來，也有很好的除皺紋、祛死皮的功效。此外，雞蛋和醋搭配也是不錯的選擇。具體做法為：將雞蛋1～2 個洗淨，放入 500 毫升的醋中浸泡 1 個月，當蛋殼溶解於醋液中之後，取一匙溶液加一小杯開水，攪拌後服用。每天一杯，持續長期服用醋蛋液，能使肌膚光滑細膩。

貼心小補帖

需要蛋清時，可以用針在蛋殼的兩端各扎一個孔，蛋清就會從孔中流出來，而蛋黃依舊留在蛋殼裡。也可以用紙卷成一個漏斗，漏斗的下面放一隻碗，將蛋打開倒進漏斗裡，蛋清會順著漏斗流到碗裡，而蛋黃則整個留在漏斗裡。

此外，「磨砂膏」能有效祛除面部死皮，具體方法為：將雞蛋 1 個、精鹽 1 匙攪拌均勻，用紗布蘸取混合液，在皮膚上來回輕輕摩擦，5～10 分鐘後用清水洗淨即可。

毛孔粗大，試試葡萄紅酒面膜

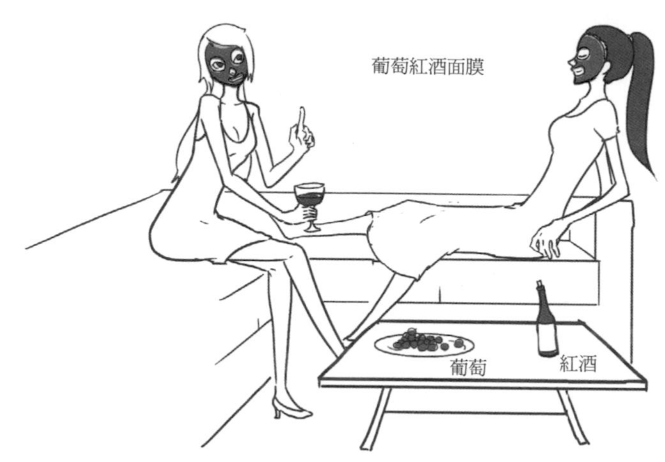

葡萄紅酒面膜令肌膚絲般柔滑

一個週末，我與幾個好友喝茶小聚，其中就有那位營養美容師顧女士。我發現一個現象，每次聚會時，朋友們都會把我和顧女士當作免費諮詢的顧問。當然，問我的都是有關健康的問題，而問顧女士的則是美容問題。

那天，坐在顧女士旁邊的李太太問：「我以前皮膚挺好的，即使不怎麼刻意保養，也沒發現什麼問題。不過，近來我突然發現，臉部的毛孔變大了，還時不時冒出一些痘痘來，讓我心煩不已！妳看，這是不是由於我的肌膚油脂分泌旺盛造成的呢？」

顧女士仔細看了看她的肌膚，微笑著說：「不光是妳，我也有臉部毛孔粗大的問題。事實上，這是年紀超過 30 歲的女性都會遇到的狀況。而且，很多人都會像妳一樣，認為毛孔問題是由於肌膚油脂分泌旺盛引起的，但事實證明，因歲月流逝而導致的肌膚細胞老化，進而引發的肌膚老化鬆弛、乾燥缺水和角質代謝緩慢，才是導致 30 歲以上女性毛孔粗大的根源。」

李太太點了點頭，靠近顧女士，盯著她的臉認真地看了起來，甚至還用手摸了一下，驚訝地問：「妳的肌膚很好呀！根本看不出毛孔粗大，妳是不是有什麼祕訣啊？」

原來，顧女士的祕訣就是葡萄紅酒面膜。

葡萄紅酒面膜

1. 將 10～15 顆新鮮葡萄洗淨、去籽，搗爛成泥，加入 1 小杯紅酒及適量米粉，攪拌成糊。
2. 使用時，先清潔面部，再用面膜刷將葡萄紅酒泥均勻地塗抹在臉上，10～15 分鐘後，用清水洗淨。
3. 再按照日常護膚步驟拍乾水分、抹適量保溼霜即可。

葡萄和紅酒中富含「酒石酸」，它是一種果酸，是天然的去角質和抗氧化劑，能令肌膚如絲般柔滑、亮白且緊緻。不過要特別注意，這款面膜對肌膚表皮細胞具有很強的換膚效果，如果頻繁使用，很可能引起肌膚過敏，因此每週一次即可。

顧女士還特別指出，要想改善毛孔粗大，還要養成健康的生活規律，最好不要熬夜；每天洗臉後，使用含有收斂成分的化妝水拍打肌膚，對臉部肌膚做二次清潔；每隔 3 天使用一次去角質產品，每週敷一次深層清潔面膜（葡萄紅酒面膜就很不錯）；每次卸妝要徹底，不讓汙垢長期在毛孔內淤積。

一個多月後，我再見到李太太時，她的臉上不僅沒有了任何痘痘，而且白嫩紅潤，彷彿一下子年輕了很多。我不禁感慨，毛孔粗大是肌膚亮麗的殺手，而葡萄紅酒面膜則是毛孔粗大的剋星。

貼心小補帖

將一個雞蛋打散，加入半個檸檬汁及一點點粗鹽，充分攪拌均勻後，將橄欖油加入雞蛋汁裡，使二者混合均勻。平時可將此面膜存放在冰箱裡，一週做 1～2 次就可以讓肌膚緊實，改善毛孔粗大，使肌膚光滑細緻。

chapter 7 明眸烏髮的不老偏方

自古以來，明眸、烏髮便被認為是女人的誘人儀態。明眸即眼睛明亮有光彩，正所謂「明眸善睞」，連眼睛都會說話；烏髮即頭發烏黑油亮，這一詞最早在《左傳》中便已出現。想來，沒有女人不希望自己明眸、烏髮，但現實卻是，許多女性朋友為黑眼圈、大眼袋、脫髮、少白頭所困擾，幾經努力卻收效甚微。那麼，不妨對症試試小偏方：不起眼的馬鈴薯片能去除「熊貓眼」、菊花加米飯能消除黑眼圈、側柏葉生髮液讓妳輕鬆告別脫髮、首烏芝麻糊令妳白髮轉黑……

馬鈴薯片、蔬菜汁，去除「熊貓眼」

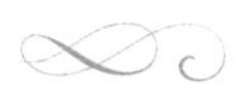

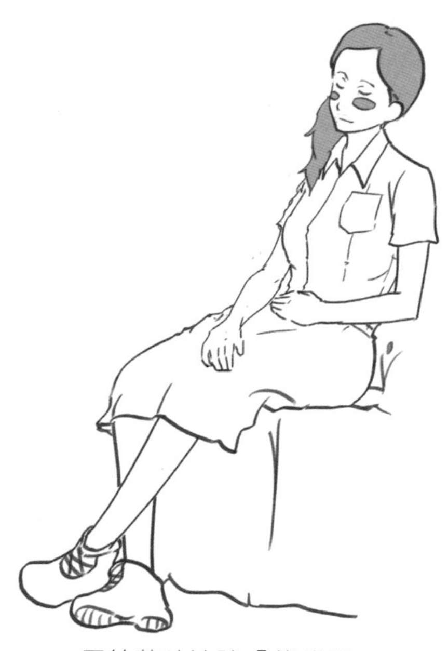

馬鈴薯片袪除「熊貓眼」

睢芸自認為是個天生的「熊貓妹」，她皮膚白皙，只要睡眠稍微不好，就會出現「熊貓眼」。所謂「熊貓眼」，就是我們通常所說的「黑眼圈」，主要有兩種類型。

血管型「熊貓眼」，多發生於年輕人。這是由於不正常的生活作息會減慢微血管內血液的流動，血流量增多而氧氣消耗增加，缺氧紅素大增，從外表來看，皮膚就會出現暗藍色調。眼睛是人體最薄弱的地方，眼部周圍分佈著較多微血管。因此，睡眠不足、眼睛疲勞、貧血等，都會造成眼周肌膚瘀血及浮腫現象，這樣，血管型「熊貓眼」就出現了。

色素型「熊貓眼」，多發生於中老年人，與不斷增長的年齡有著密切關係。卸妝不徹底、長期日曬、血液滯留造成的黑色素代謝遲緩等，都會導致色素型「熊貓眼」。

睢芸常常被「熊貓眼」困擾，她一來到我的門診就對此抱怨不已。我能理解她的心情，因為無論是誰，一張白嫩無瑕的臉蛋上掛著一對「熊貓眼」的確讓人怒火中燒。她皺著眉說：「為了消除『熊貓眼』，我可是費盡了心思。只要聽人說哪種去除『熊貓眼』的產品好，我就會千方百計設法買到，可是真等到用過了才發現並不是那麼回事。」

我微笑著告訴她，去除「熊貓眼」並不一定要花很多錢，我們生活中一些常見的食材就有良好的療效。

馬鈴薯片去除「熊貓眼」

1. 將馬鈴薯（發芽的馬鈴薯不能用）去皮、洗淨，切成約 2 公釐的馬鈴薯片。
2. 躺臥，將馬鈴薯片敷在眼部，約 15～20 分鐘後，拿掉馬鈴薯片，用清水洗臉。

這是由於馬鈴薯中含有膽鹼烷衍生物茄鹼，這種物質能促進血液循環，同時馬鈴薯中含有的大量澱粉，能吸收發炎、腫脹組織中的水分，具有良好的消腫作用。

荸薺蓮藕汁去除「熊貓眼」

1. 將荸薺洗淨、去皮、切碎；蓮藕洗淨，切碎。
2. 荸薺、蓮藕一起放入榨汁機中，加適量清水榨汁。
3. 去渣留汁，將汁均勻地塗抹在眼睛周圍，15～20 分鐘後，用清水洗臉。

荸薺、蓮藕含有豐富的粉質、鐵質及蛋白質，有散血去瘀的作用，因此，這款蔬菜汁具有良好的消除黑眼圈的效果，非常適合晚上睡前使用。

事實上，即使不花一分錢，也能有效去除「熊貓眼」，如「冷熱毛巾敷臉法」：將毛巾浸泡在熱水中，製成熱毛巾，擰去水分（注意不要太乾，否則毛巾會無法保持溫度），將熱毛巾敷於眼部，讓熱氣促進眼部血液循環，當毛巾冷卻後再浸入熱水中更換；熱敷 10 分鐘後，更換冷水進行冷敷 1～2 分鐘，如此冷熱交替地用毛巾敷臉有很好的去除黑眼圈的效果。

最後，我叮囑睢芸，要想遠離「熊貓眼」，更重要的是要養成良好的生活習慣：保持充足的睡眠；改正不良的飲食習慣，不攝入過鹹及刺激性大的食物，不抽煙、少喝酒；如果喜歡化妝，一定要用眼部專用乳液清除眼妝，特別是眼線和睫毛部位，不要讓化妝品的色素滲透到眼部皮膚裡。

一段時間後，睢芸專程來門診感謝我，說她已經徹底告別了「熊貓眼」。臨別時，她羞澀地說，她剛交了一個男朋友，他最喜歡她那雙明眸善睞的大眼睛。

貼心小補帖

眼部按摩有助於促進血液循環，消除「熊貓眼」。按摩時，手法一定要輕柔，如果搭配眼部按摩霜或眼部營養霜，則效果更佳。

菊花加米飯，能夠消除黑眼圈

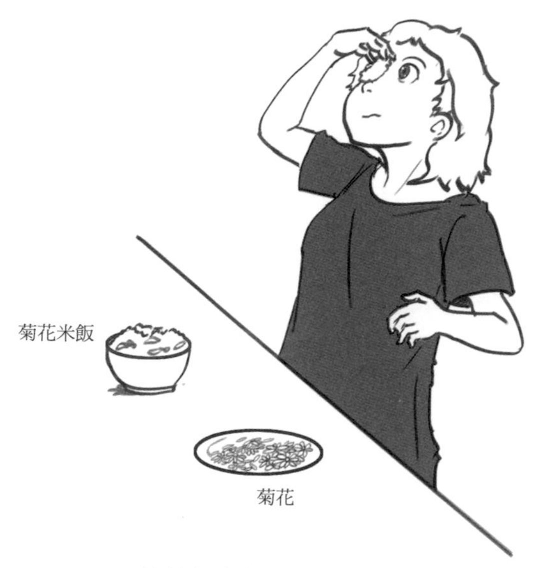

菊花加米飯消除黑眼圈

前段時間，我在報紙上看到一個對付黑眼圈的小偏方，就是將雙手手心對搓至發熱後，用發熱的手貼在黑眼圈上，待溫度下降時再次對搓至發熱，然後將手心貼在黑眼圈上，如此反覆十多次，時間長了，黑眼圈就會逐漸減輕甚至消失。

這個偏方的原理很簡單，就是熱敷促進眼部血液循環，以消除黑眼圈。這不禁使我想起另一個更加有趣的消除黑眼圈的小偏方——菊花加米飯敷眼。

菊花加米飯敷眼

1. 取菊花適量，熱水泡開備用。
2. 電鍋中加適量粳米淘洗乾淨，倒入泡好的菊花和水，再加適量清水共同煮成米飯。
3. 米飯熟後，盛一碗米飯，稍涼（感覺不燙即可）後用手捏成小小的米團；接著，用這些米團敷眼；由於熱氣會很快跑掉，因此，蓋上保鮮膜效果會比較持久。

米飯不僅含有多種營養素，而且能獲得較好的熱敷作用。菊花不僅清香怡人，而且具有清熱、解毒、祛瘀的功效。用菊花加米飯敷眼，雖然樣子有點怪，但卻很舒服，能感覺到眼部的血液在循環，消除黑眼圈的效果很明顯。而且用不完的米飯還可以食用。

我曾將菊花加米飯消除黑眼圈的方法推薦給好友趙小姐，她使用後效果不錯。一天，我和她喝茶聊天時，她說：「菊花加米飯敷眼雖然效果好，但卻不是很方便。記得有一次加班熬夜，早晨起來發現有黑眼圈，於是便忙著煮菊花米飯，結果上班遲到了！」

我笑著告訴她，其實還有更簡便的方法，在辦公室就能做，就是用菊花茶來呵護眼睛。具體做法為：取適量菊花，用熱水泡開，然後將乾淨的眼膜紙浸泡在菊花茶裡，等完全溼透後就可以使用了；將浸泡過的眼膜紙貼在黑眼圈的地方（注意眼膜紙要略帶溫度，但不要太熱，以免燙傷眼部的肌膚）；眼膜紙很薄容易乾掉，因此在敷眼時不要超過 15 分鐘，以免反而吸收了眼部的水分和營養；揭掉眼膜紙後，迅速塗抹點眼霜效果會更佳；輕輕按摩眼部，讓眼霜充分吸收。

趙小姐後來試了上述方法，回饋說效果也不錯，經過細緻的眼部護理，她發現黑眼圈明顯變淡了，眼部肌膚也變得比較明亮了。而且更令她驚喜的是，這種方法對付眼袋也很有效。

貼心小補帖

冷熱交替敷眼也可消除黑眼圈。具體做法為：在盆中倒入冷水，將毛巾浸泡 1～2 分鐘製成冷毛巾，擰去水分，但注意不要擰得太乾，將冷毛巾敷在眼睛上 3～5 分鐘；與此同時，取另一個盆倒入熱水，將毛巾浸泡 1～2 分鐘製成熱毛巾（溫度不宜超過 40℃），擰去水分，用冷毛巾敷眼後再換熱毛巾敷眼 3～5 分鐘。如此冷熱交替敷眼 4 次，可促進眼部血液循環，有效消除黑眼圈。

瓜果、茶包敷眼，輕鬆去眼袋

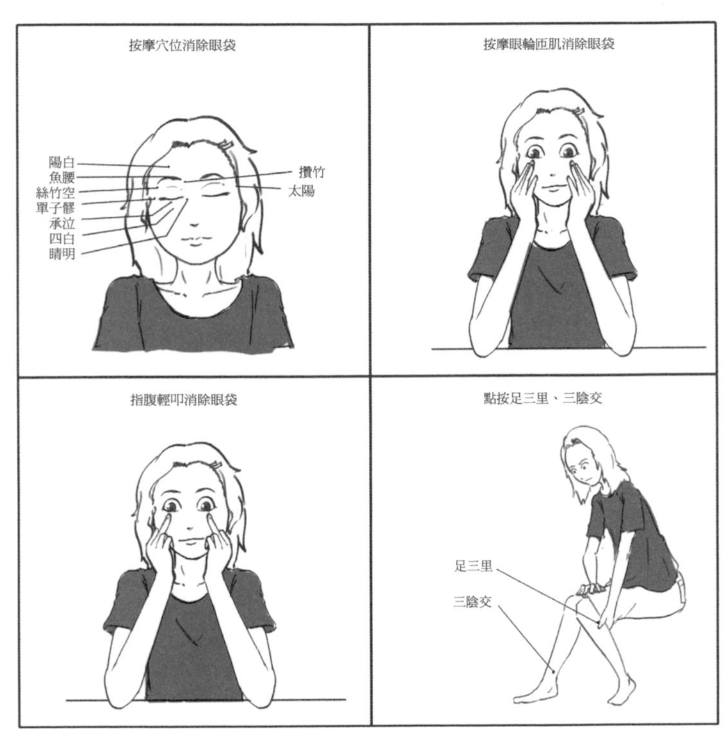

正確按摩可消除眼袋

我的朋友柳涵是一位美容外科醫生。一次，我們聊天說到了去眼袋。柳涵說：「我在門診時，常常遇見很多要求去眼袋的女性，但在問診後，我拒絕了許多人做去眼袋手術的要求。」

我驚訝地問：「這是為什麼呢？」柳涵解釋說：「道理很簡單，在那些要求去眼袋的女性中，有不少人其實沒有眼袋，她們的『眼袋』只是一個誤會。」

原來，一些女性朋友在緊鄰睫毛的下緣有一條寬 4～7 公釐的隆起，看起來像一條蠶寶寶橫臥在下眼瞼邊緣，微笑或眯眼時更明顯，由此常常被當作眼袋。其實，這並非眼袋，而是眼輪匝肌局部肥厚，我們常常稱之為「臥蠶」。

「臥蠶」最容易出現在大眼睛或眼睛略凸的人身上，會給人一種親切感，其觀感與眼袋所帶來的憔悴感截然不同。因此，想去眼袋的女生，要先分清是眼袋還是「臥蠶」。其主要區別有：眼袋一般呈三角形，而「臥蠶」則呈橢圓形；眼袋無時無刻不存在，而「臥蠶」只有在笑起來時才明顯出現。

我又問柳涵：「除了手術去眼袋外，有沒有什麼安全、有效的去眼袋的偏方呢？」她微笑著告訴我，除可用馬鈴薯片去眼袋外，用冬瓜片、小黃瓜片、蘋果片、茶包等敷眼，都有良好的去眼袋效果。

冬瓜片去眼袋

1. 取適量冬瓜，去皮、籽，冬瓜肉洗淨、切薄片。
2. 潔面後，將冬瓜片敷在眼睛周圍，尤其是眼袋處，10～15 分鐘即可。

功效 利尿祛溼、消腫排毒。

小黃瓜片去眼袋

1. 使用前晚將洗淨的小黃瓜瀝乾水分，放入冰箱中冷藏。
2. 第二天早上將小黃瓜拿出來斜切成薄片；潔面後，將小黃瓜片敷在眼袋部位，10～15 分鐘即可。

功效　美容效果好，減輕黑眼圈，有效去眼袋。

蘋果片去眼袋

1. 蘋果洗淨、切片。
2. 潔面後，將蘋果片敷在眼袋部位，10～15 分鐘即可。

功效　含有豐富的維生素，對去眼袋有良好的功效。

茶包去眼袋

1. 取綠茶適量，裝入紗布中，製成 2 個茶包，分別浸入清水裡。
2. 潔面後，將浸溼的茶包敷在眼袋部位，10～15 分鐘即可。

功效　消炎解毒、明目除煩、去眼袋、白肌膚。

此外，按摩眼部可促進局部血液循環，對消除眼袋也有不錯的效果。具體方法為：

第一步，潔面後，在眼部塗抹眼霜，以減少摩擦。

第二步，點按眼睛周圍的穴位，雙手中指依次按壓攢竹（眉毛內側邊緣凹陷處）、魚腰（眉毛的中點處）、陽白（瞳孔直上方，離眉毛上緣約兩公分處）、絲竹空（眉梢凹陷處）、瞳子髎（眼睛外側一公分處）、太陽（前額兩側，外眼角延長線的上方）、承泣（瞳孔直下方，眼球與下眼眶邊緣之間）、四白（雙眼平視時，瞳孔正中央下約兩公分處）、睛明（眼部內側，內眼角稍上方凹陷處）等穴位，重按輕起，連續5～10次。

第三步，按摩眼輪匝肌。雙手中指、無名指併攏疊壓，繞眼部環形肌分別做倒八字抹（中指、無名指指腹緊貼皮膚，從右眼眉頭、眉梢、目外眥、目內眥，到左眼眉頭、眉梢、目外眥、目內眥做推動）和輕抹雙眼瞼各10～15次。

第四步，輕叩眼袋部位，用中指指腹輕輕叩擊眼袋部位1～2分鐘。

第五步，點按足三里（外膝眼下四橫指，脛骨邊緣）、三陰交（小腿內側，踝關節上三寸）各1～2分鐘。

每天或隔一天按摩一次，不僅能去除眼袋，還可以預防或減輕黑眼圈及魚尾紋。柳涵還特別提醒說，容易產生眼袋的女生，睡前千萬不要喝太多的水，因為人進入睡眠後，新陳代謝減慢，多餘水分會進入皮下組織，從而加重眼袋，甚至導致第二天清晨眼部水腫。

貼心小補帖

眼睛不說謊！熬夜工作、心靈疲憊，甚至是環境對皮膚的影響，都會最先在眼部顯現出來。

遠離眼袋、黑眼圈等眼部問題，不僅要瞭解科學的應對方法，更重要的是要養成良好的生活習慣，如適度休閒、加強鍛鍊、科學飲食、睡眠充足等。

核桃黑芝麻糊，養氣血滋秀髮

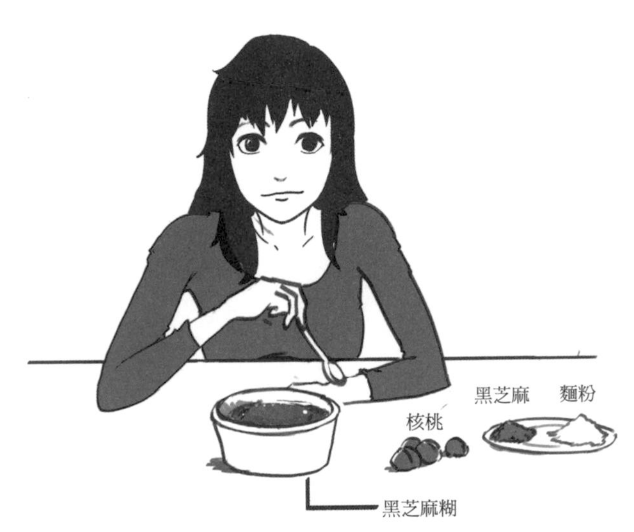

黑芝麻、核桃搭配，能讓頭髮烏黑光亮

秦豔是我的一個患者，她以前氣血虧虛，不僅氣色不好，而且身體抵抗力差、容易生病。經過一段時間的藥物和飲食調養後，她的身體狀況已經好了很多。

不過，她依舊有些煩惱。原來，身為女孩都想擁有一頭烏黑亮麗的秀髮，可是她的頭髮看起來卻有些萎黃。

我告訴她不必擔心，這是由於她以前氣血虧虛造成的。頭髮與人體的氣血盛衰有著密切關係，正所謂「髮為血之餘」，頭髮是血液的產物，「血盛則髮潤，血衰則髮衰」，當人體氣血充盈時，頭髮的生長就比較旺盛；氣血虧虛時，頭髮就枯萎、稀少。只要她能繼續注意調養氣血，頭髮的狀況就會有所好轉。

秦豔點了點頭，想了想又問：「那麼，有沒有什麼好的養髮偏方呢？」於是，我便給她推薦了一款安全有效的養髮偏方——核桃黑芝麻糊。

核桃黑芝麻糊

1. 取核桃仁 250 克洗淨、晾乾、壓碎，黑芝麻 250 克炒熟、磨成細末，麵粉 500 克炒熟。
2. 將核桃末、黑芝麻末、麵粉一起混合均勻，裝入玻璃瓶中。
3. 每次取 2～3 勺，放入杯中，用適量沸水沖調成糊，可以根據個人口味加適量白糖，每日早餐食用一杯即可。

黑芝麻雖小，但自古便被列為上品。《神農本草經》認為，黑芝麻能「補五臟，益氣力，長肌肉，填腦髓，久服輕身不老」。《本草備要》說它能「補肝腎，潤五臟，滑腸，明耳目，烏鬚髮，利大小腸，逐風溼氣」。黑芝麻有益肝、補腎、養血、潤燥、烏髮、美容、延緩衰老等多種作用，市面上的許多洗髮乳的主要成分中就有黑芝麻。

核桃不僅能補腦，而且能補腎固精。中醫認為，「腎為先天之本，其華在髮。」也就是說，頭髮是腎的外在表現。腎精充足的人，頭髮自然烏黑、濃密。因此，核桃也有良好的滋養頭髮的功效。唐代醫家孟詵指出：「胡桃仁，常服令人能食，骨肉細膩光潤，鬚髮黑澤，血脈通潤。」

黑芝麻與核桃搭配，持續長期食用，不僅能防止脫髮，還能讓頭髮烏黑光亮，並使腰膝酸軟、精神不振、頭暈耳鳴等症狀也一併消失。

接著，我為秦豔推薦了另一個養髮的小偏方——醋泡核桃仁。

醋泡核桃仁

1. 取核桃仁 250 克，陳醋 500 克，一起放入能密封的玻璃瓶中，密封 10 天即可。
2. 食用時，不要只吃核桃仁，最好找個小勺，每次盛出一勺，連醋一起食用。

秦豔回去以後，在繼續補養氣血的基礎上，持續食用核桃黑芝麻糊，還將醋泡核桃仁當作生活中常吃的一道開胃小菜。兩個月後，我再次見到她時，她不僅臉色紅潤，而且頭髮也黑了很多。

貼心小補帖

生活中，許多女性朋友都有減肥的習慣。不過，千萬不要因減肥而過度節食。因為頭髮的主要成分是一種叫魚朊的物質，其由蛋白質和銅、鐵、鋅等微量元素組成，而如果過度節食，這些營養物質就會攝入不足，頭髮就會營養不良，從而造成乾枯、萎黃，甚至脫落。

脫髮不用愁，學會洗頭和梳頭

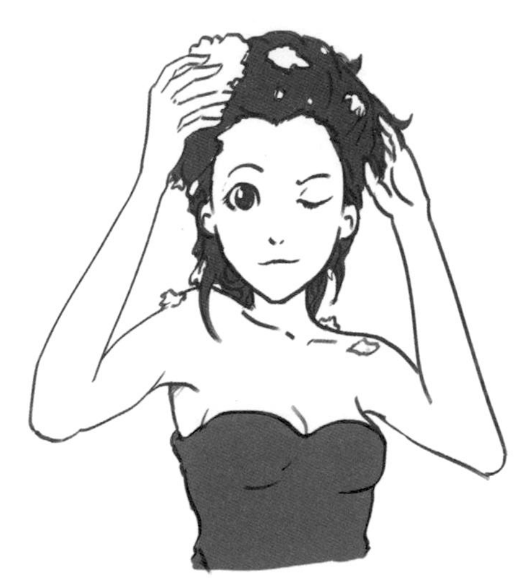

請儘量抬著頭洗頭髮

前年夏天，有位李太太打電話向我諮詢，說近兩年頭髮掉得厲害，尤其是春秋兩季，每次洗頭、梳頭，都會掉落不少頭髮，讓她既心痛又心慌。如今，她甚至都不敢梳頭了，原本每週都要洗 3～4 次頭，現在也僅洗 1～2 次，但掉髮的情況依舊沒有好轉。

我告訴李太太，用減少洗頭和梳頭的辦法來緩解脫髮是不對的，這樣甚至會加重脫髮的情況。結束通話時，我約李太太見面問診，以便及時對症治療。

幾天後，李太太如約前來，我發現她的脫髮是操勞過度、腎陽不足所致。我為她開了一些藥，並囑咐她，遇見脫髮的情形，更應該經常洗頭和梳頭，不過方法一定要正確。

就拿洗頭來說，許多人都不知道正確的洗頭方法，而長期錯誤的洗頭方式，會直接影響頭皮與髮質的健康。簡單來說，正確的洗頭方法應該有五個步驟。

第一步，用溫水沖洗頭髮，使頭髮和頭皮得到充分溼潤，讓頭髮上的汙垢溶解在水中。

第二步，選擇適合自己的洗護用品，把洗髮乳倒在掌心後再塗到頭髮上，加入少許溫水，揉搓至產生豐富的泡沫，先輕輕按摩，再用指肚按摩全部髮根及頭皮，最後用清水沖洗乾淨。

第三步，把護髮素倒在掌心後再均勻地塗到頭髮上，先從髮梢開始用手指夾住頭髮輕輕按摩均勻，然後再慢慢塗抹至整個頭部，按摩後稍等一段時間再沖洗乾淨。

第四步，頭髮擦拭至半乾狀態後，用乾毛巾把頭髮包好，兩手壓緊毛巾，將頭髮上的多餘水分吸收乾淨，但記住不要用毛巾使勁摩擦頭髮。

第五步，盡可能讓頭髮自然風乾，如要使用吹風機則要讓風從頭髮根部開始吹入，最後再吹乾髮梢。

此外，正確的梳頭方式對頭髮健康也很重要，因為正確梳頭可以促進氣血流通，有良好的養肝補腎功效，有利於頭髮的生長。我為李太太推薦了兩種忙裡偷閒的梳頭方式。

◆**以指梳髮：**雙手十指微屈，以指代梳，從前額髮際線至後頸，從太陽穴至頭頂，各梳 100 次。

◆**以梳梳髮：**梳子以桃木或牛角材質為佳，用適中的力度和輕柔緩慢的動作，由前額向後梳理，以 2 分鐘內梳 100 次為一回，每天早晚

各一遍，每遍以 3～5 回為宜，以頭皮有熱、脹、麻感為佳。

正如《黃帝內經》所說：「一日三篦，髮鬚稠密。」而《養生方》中也說，梳頭具有「髮不落而生」和「頭不白」的奇效。中醫認為，人體十二經脈和奇經八脈都彙聚於頭部。藉由梳頭的方式來按摩、刺激這些穴位，可以加強人體經絡與全身各組織器官之間的溝通，對身體健康大有裨益。

最後，我提醒李太太，梳洗頭髮時一定要掌握好力度，講究適度、均勻，而當遇到頭髮散亂或打結的情況時，一定要耐心輕柔地順勢梳洗，切不可生拉硬扯，以免損傷頭髮。

一個多月後，李太太打電話給我，說她的脫髮已經很少了。兩個多月後，我再次見到李太太時，她不僅氣色很好，而且紮了一個漂亮的馬尾辮，仿佛一下子年輕了好幾歲。

貼心小補帖

在沐浴洗髮時，請儘量抬頭洗頭髮，不要面部朝下。別小看這個小習慣，低頭洗髮，頭皮容易向下滑動，時間短倒沒事，可若天天如此，日積月累就易使面部變得鬆弛，甚至使面部皺紋加深。

側柏葉生髮液，讓妳告別脫髮

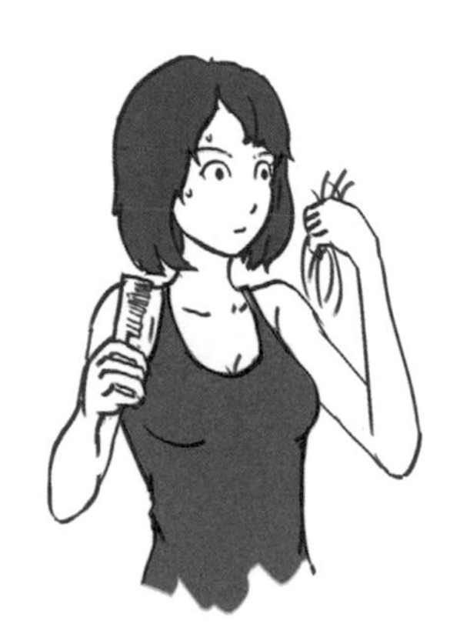

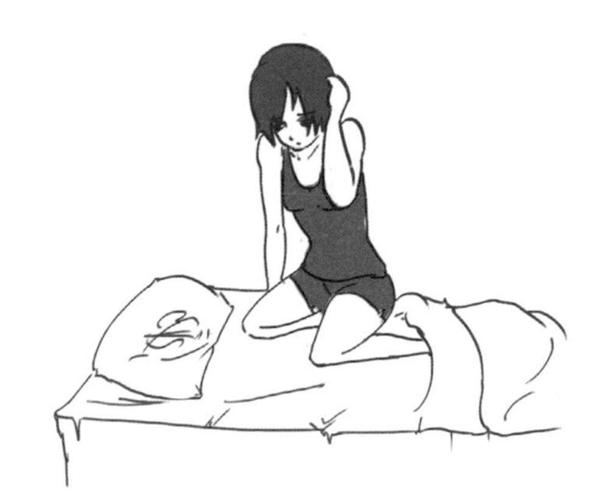

脫髮，讓女人很煩惱

那天，表妹生日請客，我們按時到了飯店，可是請客的人卻遲遲未到。我打電話給她，她說她剛去美髮了，現在正在趕來的路上。

十幾分鐘後，表妹匆匆趕到。見了面，我調侃她說：「聽說妳炒股賺了不少，現在已經是個小富婆了。我乾脆跟妳學炒股吧！」她撇了撇嘴說：「哪有妳想得那麼簡單！這也是要付出代價的，先前交了多少學費不說，如今更是被脫髮、頭皮屑困擾，真是欲哭無淚啊！」她突然拍了一下額頭說：「我怎麼忘了，妳可是這方面的專家，妳快幫我看看！」

我開玩笑說：「還要我幫妳看呀！妳剛剛不是說炒股炒的嗎？」她立即抓著我的胳臂，認真地說：「別開玩笑了！來這兒之前，我就是到美髮店做頭髮養護了，他們說有辦法能幫我解決煩惱，可是到目前為止我已經花費了不少，依舊沒有什麼效果！」

我幫她檢查後，發現她屬於精神性脫髮，是由於精神緊張、睡眠不好、過度勞累等原因，導致氣血失和，運行不暢，不能生髮，使毛囊缺血缺氧、營養斷流，從而導致脫髮。不過情況並不嚴重，沒有必要吃什麼藥物，更不用手術植髮，可以藉由良好的生活習慣來調節。

我告訴她，要想遠離脫髮，首先要注意適度休閒，學會緩解壓力，保持輕鬆、愉悅的心情；其次要注意護髮養髮，保持頭髮清潔，適時修剪，使用合適的洗髮乳、護髮素，不燙髮、不染髮；注意科學膳食，適當多吃富含優質蛋白質、維生素 A、維生素 B 群、維生素 C 的食物，少吃辛辣刺激、油脂過高的食品；還要避免長時間使用電腦，否則輻射易加重脫髮。

她想了想，又問我：「有沒有什麼遠離脫髮的小偏方呢？」於是，我給她推薦了一款「側柏葉生髮液」。

側柏葉生髮液

1. 取 100 克新鮮的側柏葉（若為乾品則取 200 克），洗淨、瀝乾水分，放入 500 毫升 60 度的白酒中浸泡 15 天。
2. 使用時，取適量藥酒塗抹頭皮，每天 3 次，3 個月為一個療程，一般兩個療程就能改善脫髮。

側柏是一種葉子扁扁的柏樹，側柏葉就是從上面採摘下來的，藥店有乾品側柏葉販售，非常便宜。在此，我不禁佩服起古人的智慧來。他們看到側柏的葉子四季常青、很少脫落，就聯想到了人的頭髮，於是試著用側柏葉治療脫髮，結果發現側柏葉真的具有良好的治療脫髮的效果。《肘後備急方》中有：「生髮方，取側柏葉，陰乾作末，和油塗之。」《梅師方》中記載：「以側柏葉治頭髮不生。」《聖惠方》中有：「以柏葉治頭髮黃赤等，然皆作為外用。」

現代醫學證實，側柏葉中含有黃酮類物質，能夠啟動頭皮的毛囊細胞，促進頭皮血液循環，從而具有養髮、生髮的功效。此外，側柏葉還可抗菌消炎，對頭皮屑也有很好的療效。

聽了我的解釋，表妹很興奮，但對 3 個月一個療程，明顯底氣不足。我告訴她，治療脫髮是一場持久戰，不可能一蹴而就，必須有信心和恒心。就這樣，表妹開始了戰勝脫髮的征程。雖然過程有些漫長，但效果還是非常不錯的。兩個療程不到，她就已經告別脫髮了。

貼心小補帖

防治脫髮，維生素具有重要作用。如維生素 A，有抑制頭皮皮脂產生的功效，其主要來源有蛋黃、動物肝臟、奶油、芒果、柳丁、胡蘿蔔、菠菜、甘薯、南瓜等；維生素 B3（菸鹼酸），能夠改善頭皮血液循環，其主要來源有肉類、穀物、魚類、花生、無花果等；維生素 B6，可以幫助頭髮健康生長，使掉落的頭髮重新長出，其主要來源有穀類、蛋類、肉類、魚類、胡蘿蔔、馬鈴薯、菠菜、香菇、花生、核桃、香蕉、枇杷等；維生素 C，可以保持健康髮質，其主要來源有小白菜、莧菜、花菜、菠菜、高麗菜、甜椒、番茄、檸檬、草莓、奇異果、石榴、櫻桃等。

旱蓮草烏髮，古人讚不絕口

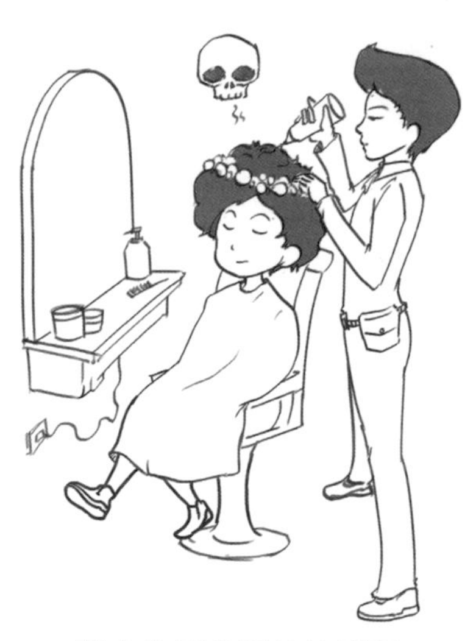

避免使用劣質的染髮劑

如今，許多女性為了擁有一頭烏黑亮麗的秀髮，三不五時就去美髮店染髮。不過，許多染髮劑的品質都難以得到保障。面對愛美與健康之間的抉擇，許多女性不得不冒險，到底該怎麼辦呢？

在此，我為女生們推薦一種有神奇烏髮效果的中草藥——旱蓮草，它在古時候就已經名聲大噪，無論是民間百姓，還是宮廷貴婦，都對其讚不絕口。說到旱蓮草烏髮，有這樣一個傳說：相傳，唐代有個叫劉簡的人，生平愛慕仙道，聽說哪裡有名山仙跡，就一定要前去遊覽拜訪。一次，劉簡遇到一位自稱「虛無子」的採藥老人，虛無子被劉簡鍥而不捨的精神所感動，便把他帶到自己的藥園參觀。

虛無子對劉簡說：「長生不死是不可能的，但長壽還是有希望的。」虛無子指著水池邊一種長得墨綠勻嫩的草說：「別以為只有高山上的靈芝才是仙草，這水邊也長有仙草，我就是經常吃這種草藥，如今活到了百歲，仍然耳聰目明、髮如青絲。」

臨別時，虛無子送給劉簡一包藥種，讓他回去後種在水池或水田邊。劉簡回到家後，按照虛無子的囑咐種植、食用草藥，果然也活到了一百多歲，眼不花、耳不聾，而且他的頭髮如年輕時一樣烏黑光亮。因為這種植物葉子墨綠，劉簡便給它取名「旱蓮草」。

那麼，旱蓮草為什麼有如此神奇的烏髮效果呢？

中醫認為，白髮與肝腎陰虛密切相關。正如我前面所說「腎為先天之本，其華在髮」、「髮為血之餘」，也就是說，肝腎精血是否充足直接影響著髮質、髮量。肝腎精血充足，則頭髮烏黑亮麗。反之，則頭髮變黃、乾枯、開叉、脫落。

旱蓮草之所以能夠養髮，與其滋養肝腎的作用有關。旱蓮草味甘、酸，性寒，能養肝益腎、涼血止血，對肝腎陰虛所致的頭暈目眩、牙齒鬆動、腰酸背痛、頭髮早白有良好療效。《醫方集解》中的「二至丸」，就是用旱蓮草、女貞子等量配製而成，是補益肝腎的傳統中成藥。

對於旱蓮草的烏髮作用，許多醫典都有記載。《本草綱目》說旱蓮草能「烏髭髮，益腎陰」；《本草正義》認為旱蓮草「入腎補陰而生長毛髮」；明代名醫繆仲醇對旱蓮草十分推崇，在《本草經疏》中說：「古今變白之草，當以茲為勝。」他認為在中草藥中，能使白髮變黑的最佳藥物就是旱蓮草。

那麼，怎樣用旱蓮草來烏髮呢？我首先為女性朋友推薦一款「旱蓮草紅糖飲」。

旱蓮草紅糖飲

1. 取適量旱蓮草洗淨，用溫水浸泡 10 分鐘，搗爛取汁，再加少許紅糖即可。
2. 服用時，用溫水或溫米湯沖服，具有良好的烏髮效果。

如果不怕麻煩，還可以自己動手製作「旱蓮草膏」。（這款旱蓮草膏不是用來服用的，而是用來塗抹的。）

旱蓮草膏

1. 取適量旱蓮草洗淨，搗爛取汁 200 毫升；鍋中加羊乳 80 克煮沸，再加入豬油 80 克、芝麻油 150 克，繼續煮沸。
2. 每天只需將此膏塗抹在頭髮上，尤其是髮根處，20～30 分鐘後用溫水洗淨，具有刺激頭皮、促進頭髮生長的作用。

之所以放羊乳和豬油，是因為它們都有滋陰補虛的作用，能補充頭髮的營養，使長出來的頭髮烏黑、堅固。而加入芝麻油，是為了增加藥膏的香氣，而且芝麻油是從芝麻中提取出來的，它包含了芝麻的大部分營養，也有良好的烏髮作用。

貼心小補帖

「二至丸」是傳統的中藥方劑，可補益肝腎、滋陰止血。製作方法簡單：取等量墨旱蓮、女貞子，一起磨成細末，加水煎煮，製作成蜜丸，每丸重9克，乾燥後即可。成品為黑褐色的水蜜丸，味甘而苦，有輕微的藥物味道，藥店有售。

首烏芝麻糊，令妳白髮轉黑

是啊！所以把心愛的長頭髮剪了！

你怎麼有這麼多白頭髮了？

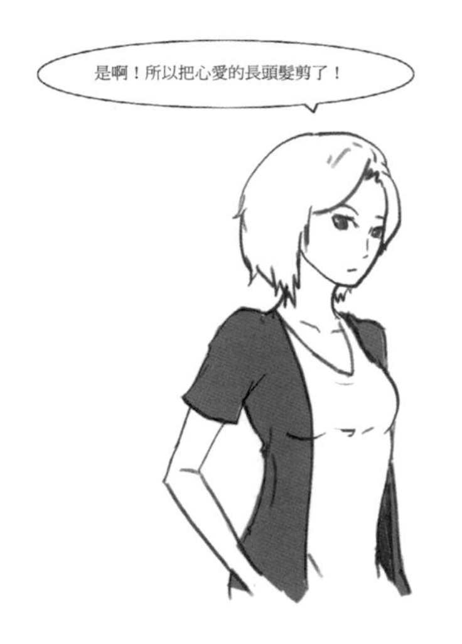

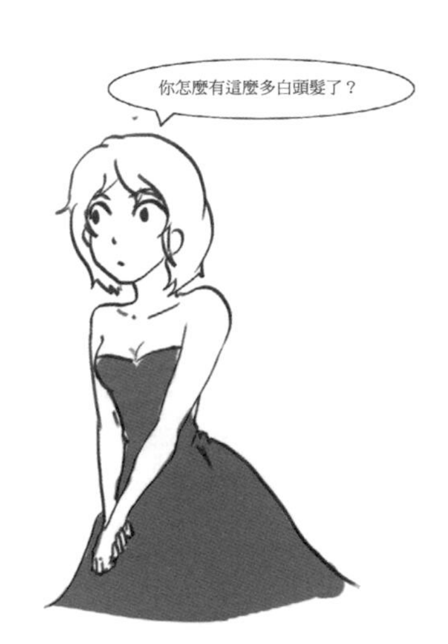

少年白令女人很尷尬

許多女人都為自己頭上的白髮而煩惱，有些人才 20 多歲，髮間就隱約藏有白髮，我們稱之為「少年白」。中醫認為，少年白是由於肝腎不足、氣血虧損所致，主張多吃養血補腎的食物。在此，我推薦一種具有良好烏髮效果的藥材——何首烏。

何首烏的名字，就是從它能夠烏髮美髮而來。我曾聽過這樣一個古老傳說：古時候，在一座山上住著一位姓何的老翁，他自幼體弱多病，鬚髮也早早白了。他雖然剛四十多歲，可是那老態龍鍾的模樣，說他七十歲都有人相信，何老翁為此苦惱不已。

一天，何老翁到山下的朋友家做客，傍晚才回家。途中，他發現一株藤青植物，其枝蔓一會兒交纏一會兒又自行分開，如此周而復始。何老翁大為驚奇，便把這株植物的塊根挖出來帶回家，問遍了左鄰右舍，也沒有人知道這是什麼植物。

幾個月後，一位異鄉的老友前來拜訪，聽說了此事，建議說：「既是異常之兆，此物一定是珍品，你可以將其作為補品服用，一定會大有裨益。」

何老翁覺得有道理，便將挖回來的塊根研為細末，每日空腹服用，黃酒為引送服一錢。當他服過七天之後，覺得身體比以前硬朗了很多。於是，何老翁持續繼續服用。當將這些細末全部服完時，何老翁的身體不僅非常強健，而且原先蒼白的鬚髮也變得烏黑發亮。由於何老翁服了此藥使白髮變黑，因此，人們將這種植物的塊根取名為「何首烏」，將其蔓莖取名為「夜交藤」。

正所謂「歸途偶得夜交藤，服後白髮變黑顏」，何首烏的美髮作用自古便廣為流傳。明代名醫李時珍認為，何首烏能「養血益肝，固精益腎，健筋骨，烏鬚髮，為滋補良藥」。

女性朋友要想遠離少年白或烏髮美髮，可以試試用何首烏做的藥膳，如「首烏芝麻糊」。

首烏芝麻糊

1. 取何首烏 100 克洗淨，放於鍋內蒸 30 分鐘；將蒸軟的何首烏取出，切成薄片，再放入鍋中煎煮 1 小時。
2. 取 50 克黑芝麻炒熟，放入盛有何首烏的鍋中煮 10 分鐘；放涼後，加入 30 毫升蜂蜜，將所有材料調勻即可。

3. 每日早晚各吃 50 克首烏芝麻糊，持續 2 個月就會有明顯效果。

黑芝麻含有大量的脂肪和蛋白質，常食可令頭髮變得烏黑光亮。黑芝麻與何首烏搭配，安全無副作用，不僅能令少年白轉黑，還可延年益壽、抵抗衰老。

此外，平時也可常喝「何首烏茶」。將何首烏 6 克洗淨、切薄片，與綠茶適量一起放入杯中，用沸水沖泡 15～20 分鐘。這款茶適用於鬚髮早發、失眠等症，還有良好的預防白髮的功效。

貼心小補帖

何首烏在藥店就能買到，日常生活中可以常做一些何首烏藥膳，如「何首烏枸杞豬肝」。取何首烏 20 克，用溫水浸泡 5 小時，洗淨、切片；豬肝 200 克洗淨、切片，枸杞子 10 克洗淨。將所有材料放入碗中，加薑 2 片、蔥 2 段，及鹽、白糖、醬油、料酒、麻油各適量，攪拌均勻，放入鍋中隔水蒸熟即可。這款藥膳宜趁熱食用，可補肝腎、益精血、烏鬚髮。

敲敲膽經，敲出健康好秀髮

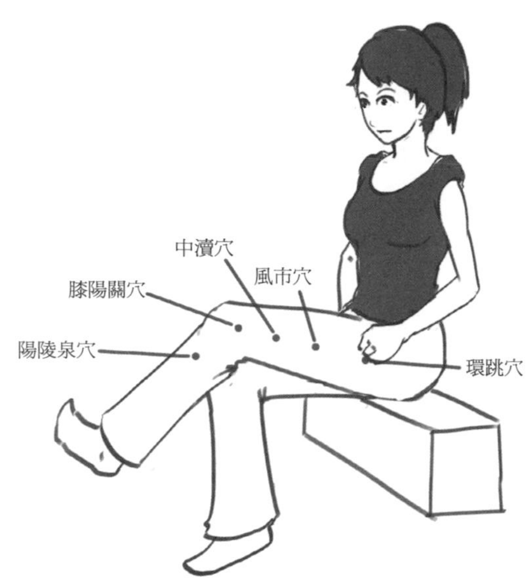

敲敲膽經，敲出健康好秀髮

朋友的女兒小茹今年 28 歲，面容姣好、身材勻稱，不過她卻有著「三千煩惱絲」，頭髮油膩、脫髮、白髮早生都被她遇到了。這讓她看上去比實際年齡大了一些，可愁壞了小茹。在老友的陪同下，小茹來我家裡向我求救。

小茹苦惱地說：「為了這些『煩惱絲』，我可沒少下功夫。洗髮產品換了又換，各種養護做了又做，但都收效甚微。您幫我看看，給個建議。」

我仔細檢查後發現，小茹的煩惱是氣血不足、肝膽功能不好造成的。正所謂「髮乃血之末」，由於氣血供應不足才導致早生白髮。頭髮油膩則是另一種症狀，由於膽汁分泌不足，無法有效分解吃進去的油脂，再加上肝熱的因素，油就從頭髮排了出來。長此以往，脫髮在所難免。

找到了病因，我便為小茹開了一些補益氣血、改善肝膽功能的藥物，還為她推薦了一個自我保健的小偏方——每天敲膽經。

具體做法為：坐在椅子上，一條腿放在另一條腿上，也就是我們常說的「蹺二郎腿」，然後從大腿外側與盆骨交接處的環跳穴（側臥屈股，股骨大轉子最凸點與骶管裂孔連線的外 1/3 與中 1/3 交點處）開始敲，往膝蓋方向的風市穴（位於大腿外側的中線上，直立垂手時，中指尖處）、中瀆穴（在大腿外側，股外肌與股二頭肌之間）、膝陽關穴（在膝外側，當股骨外上髁上方的凹陷處）、陽陵泉穴（位於膝蓋斜下方，小腿外側的腓骨小頭稍前凹陷中）四個穴位點敲，每敲打 4 下算一次，每天敲左右大腿各 50 次，也就是左右各 200 下。

由於大腿肌肉和脂肪都很厚，因此敲打時可以用拳，要稍用力些，而且以每秒約兩下的節奏敲，才能有效刺激穴位。不過，也不可敲打過重，否則易造成損傷。

在我們身邊像小茹一樣少年白的女性不少，多為營養不良造成的。敲膽經可以促進膽汁分泌，提高人體對營養的吸收能力，為人體的造血系統提供充足的養分。此外，敲膽經還可以抑制頭髮分泌油脂。許多人原本並不是油性頭髮，但由於膽汁分泌不足，不能完全分解食物中的油脂，時間長了，油脂就從我們的頭髮中排了出來。敲膽經能促進膽汁分泌，達到較好的分解油脂的作用。

不過，敲膽經要想達到上述效果，必須長期持續，因為疾病都是長期累積造成的，恢復起來也不是一時半會兒的事情。

貼心小補帖

敲膽經如果不瞭解穴位，還有一種更簡便的方法：取坐姿，從大腿外側根部開始，自上而下敲打至膝蓋處，再反向敲打回大腿根部，如此反覆。每天 1 ~ 2 次，每次左右大腿各敲打 200 下。

頭髮乾枯，試著抹點芝麻油

你一頭漂亮的秀髮啊！糟蹋了！
聽說抹芝麻油，可以滋養頭髮！
芝麻油

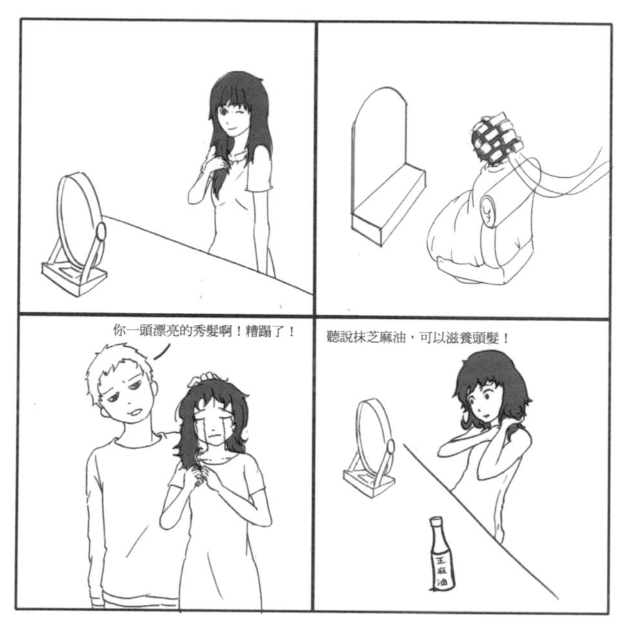

燙髮，很容易損害頭髮

一個週六的傍晚，我在社區閒逛，遇見了住在同一層的鄰居馬太太。她今年 29 歲，在一家貿易公司上班，有一個幸福的家庭，先生是位中學教師，兒子不到 5 歲，正在上幼稚園。

寒暄後，馬太太向我訴說了她的煩惱。原來，不知從什麼時候起，她們公司流行起了卷髮。後來，馬女太太也追趕潮流燙了髮。起初效果不錯，但一段時間後，她的頭髮變得異常乾枯，用她的話來說，「就像乾草一樣」，不僅不滋潤了，好像也沒有以前那麼黑了。

於是，馬太太開始使用護髮素和護髮乳，換了五六種後，依然沒有明顯的效果。最讓她受不了的是，她的先生還時不時看著她的頭髮說：「唉！妳一頭漂亮的秀髮啊！糟蹋了！」

不久前，馬太太去美髮店做了養護。不過，美髮師告訴她，這種保養也只能讓她的頭髮亮潤一週左右。果然，等護理完半個月後，她的頭髮又回到了乾枯狀態。她實在無計可施了，問我有沒有什麼好辦法。

我告訴她，時常轉換髮型、染髮、燙髮、拉直，都非常容易使髮質受損，變得枯黃、分叉。不過也不必擔心，只要在日常生活中精心護理，頭髮乾枯、分叉的問題就能解決。

我提醒馬太太，頭髮出現乾枯狀況，依舊要注意清潔，保證兩天洗一次，這時選擇什麼樣的洗髮乳非常重要。一般來說，乾枯的頭髮最好使用含氨基酸成分的洗髮乳，其豐富的深層滋潤成分能深入髮根；如果頭髮已經枯黃，最好使用含護髮精華的產品，能有效防止髮色黯淡發黃；如果頭髮脆弱易斷，則使用深層修復的洗髮乳，能改善受損發質、防止分叉。

此外，每週要進行 1～2 次髮膜護理，能讓受損的頭髮得到修護，使水分不再輕易流失。一般在洗髮後使用髮膜，自己在家做即可。當然飲食也很重要，可適當多吃富含蛋白質、維生素、礦物質的食物。如果外出，要戴上帽子以防紫外線等對頭髮的傷害。還要定期到理髮店修剪髮尾，因為頭髮乾枯分叉，髮尾首當其衝。

我還為馬太太推薦了一個護髮小偏方——抹芝麻油。

抹芝麻油

1. 取適量芝麻油，均勻地塗抹在頭髮上，最好連頭皮一起抹。
2. 再用熱毛巾悶 20 分鐘，給頭髮吃一頓「營養餐」，然後按照一般的洗髮步驟將頭髮清洗乾淨，每週 1～3 次即可。

芝麻油含有大量的維生素 E，有助於頭皮的血液循環，對頭髮有良好的滋潤作用。芝麻油中還含有亞麻酸，維生素 E 與其同時存在，能防止亞麻酸被輕易氧化，而亞麻酸可以軟化血管，使血液流通更加順暢，加速頭皮吸收營養物質。

從那天起，馬太太不僅注意頭髮養護，還持續每兩天塗抹一次芝麻油。一個多月後，馬太太的頭髮潤澤、烏黑了很多。記得她見到我時開心地說：「雖然剛聽您說往頭髮上抹芝麻油，我覺得怪怪的，再一想到自己渾身芝麻油味的情形，我就覺得滑稽好笑。但不管怎樣，我還是決定要試試。沒想到，用了一次後，我就發現頭髮亮潤了很多，而且也沒有想像中那麼濃的芝麻油味。如今，頭髮順了、亮了也黑了。真謝謝您！我把這個偏方推薦給了我的一些同事，她們都說效果不錯！」

貼心小補帖

必須提醒各位女生，染髮、燙髮對頭髮的傷害是毋庸置疑的，染髮劑和燙髮劑大多是利用化學物質來改變髮質，只有少染髮和燙髮，才能更好地保護頭髮。

chapter 8 減肥去脂的不老偏方

隨著生活水準的提高，許多愛美的女生開始紛紛使用各種減肥藥來減肥。其實，這樣做不僅容易傷害身體，而且，停服減肥藥後常常會導致減肥反彈。

因此，我一直贊成健康綠色的減肥理念，最簡單也是最有效的減肥方法，便是健康飲食加上積極運動。當然，如果在此基礎上能嘗試一些健康減肥的小偏方，則常常會收穫意想不到的驚喜！

黑木耳粉減肥，讓胖妞變美女

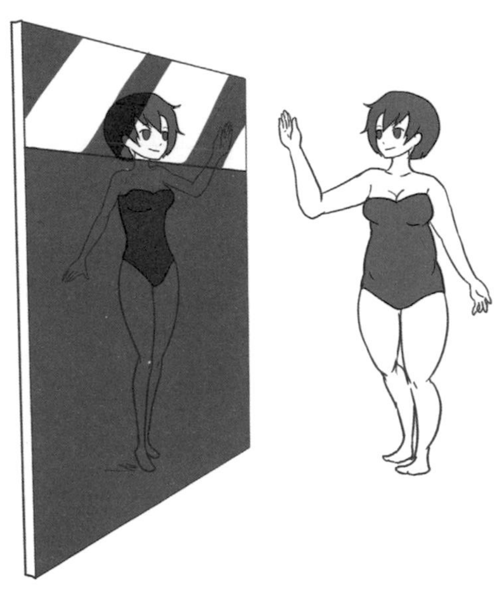

苗條是大多數女人的追求

還是那個曾跟我實習的胖女孩蘭朵，她的胖屬於後天的全身肥胖，她變胖的原因用她的話來說，就是管不住自己那張嘴。

蘭朵是典型的脂肪型肥胖，這是由於日常攝入食物過量，體內囤積過多脂肪所致。因此，我建議她，要想減肥，必須要注意合理調節飲食，少吃零食和高糖、高脂肪的食物。

我知道她非常喜歡吃零食，於是便為她推薦了一個代替零食的小偏方——吃黑木耳粉。

黑木耳粉

1. 將乾燥的黑木耳打成粉末。
2. 每次取 2 匙（約 10 克），加溫開水一杯，攪拌均勻，每日 3 次，飯前半小時當零食吃。

黑木耳不僅含有蛋白質、脂肪、糖類等人體必需的營養成分，也是美容、減肥的好選擇。黑木耳中的胡蘿蔔素進入人體後，會轉變為維生素 A，有潤澤肌膚的作用。黑木耳中的卵磷脂在體內可使體內脂肪呈液質狀態，有利於脂肪在體內的消耗，使脂肪分佈合理、形體勻稱。黑木耳之所以能夠減肥，最重要的原因是含有大量膳食纖維，進入胃部後，吸水膨脹，體積增大，使人容易產生飽腹感，因而食欲下降、飯量減少；膳食纖維進入腸道後，還能有效阻止腸道對脂肪、膽固醇等的吸收，並將殘存在腸道內的雜質、廢物吸附後排出體外。

不過需要注意的是，吃黑木耳粉的時間不可過長，一般不要超過 3 個月，否則易損傷腸胃。另外，我還特別提醒蘭朵，不能將減肥完全寄希望於吃黑木耳粉上，合理飲食、持續鍛鍊、作息規律、心情愉悅都很重要，務必貫穿始終。

此外，用黑木耳粉做面膜，也有不錯的瘦臉、美白效果。

黑木耳粉面膜

1. 取黑木耳粉 25 克、優酪乳 50 毫升，一起放入碗中，加蛋清 1 個，攪拌均勻。
2. 潔面後，將調配好的面膜均勻塗抹在臉上，10～15 分鐘後用清水洗去，每週 1～2 次即可。

蘭朵按我所說的方法，一邊吃黑木耳粉一邊做黑木耳粉面膜，整整持續了一個月。不知不覺間，她竟然減掉了 2.5 公斤，而且臉部肌膚看起來白皙很多，人也變得有精神了。

貼心小補帖

膳食纖維具有神奇的減肥效果，因此，許多女性朋友都將目光投向了膳食纖維。但實際上，膳食纖維吃多了也不好，不僅會造成鈣的流失，還會使蛋白質、維生素等其他營養素流失。一般來說，每人每天膳食纖維的攝入量為 35 克左右。若消化功能不好，則應適當減少膳食纖維的攝入。

荷葉減肥茶，喝出窈窕好身材

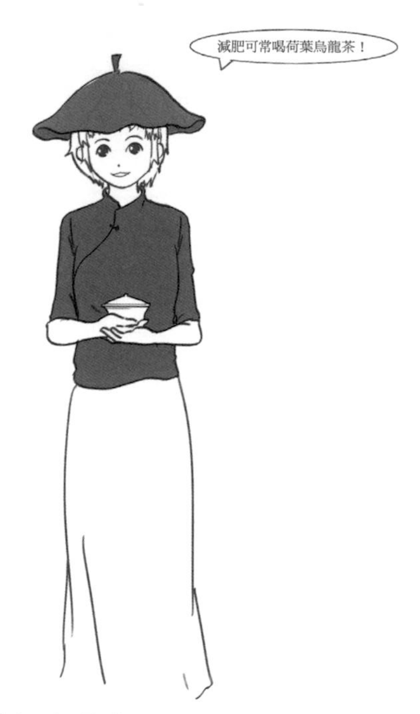

自製一杯荷葉茶，能有效袪溼減肥降心火

俞燕今年 26 歲，是個 IT 白領，我曾為她治療過月經不調。那天，她打電話給我，說：「我整天在辦公室工作，由於缺乏鍛鍊，現在比以前胖了好多，我聽朋友說荷葉能減肥，不知是不是真的？」

我給了她肯定的答覆。荷葉自古便被認為是減肥佳品，早在明代就有醫書記載「荷葉減肥，令人瘦劣」。荷葉性微溫、味辛、無毒，有清熱解毒、除溼祛瘀、利尿瘦身、防便祕的功效。

現代醫學研究指出，荷葉的主要成分有荷葉鹼、檸檬酸、蘋果酸、葡萄糖酸、草酸等，其中荷葉鹼具有較好的瘦身效果。此外，荷葉還能降低血清中三酸甘油酯和膽固醇的含量，有不錯的調節血脂的作用。

俞燕又問我：「那麼如何用荷葉來減肥呢？」我告訴她，荷葉減肥其實很簡單，自製一杯荷葉茶，就能有效祛溼、減肥、降心火。

荷葉烏龍茶

1. 取乾荷葉 10 克、烏龍茶 5～10 克，一起放入杯中，加沸水沖泡 10 分鐘即可。
2. 也可以取乾荷葉 50 克、烏龍茶 5～10 克、絲瓜皮 5 克、西瓜翠衣 5 克，用紗布包好，一起放入鍋中，加適量清水，大火煮沸，改小火繼續煮 5 分鐘即可。

荷葉山楂茶

取乾荷葉 10 克、乾山楂 6 粒、紅棗 3 顆，一起放入杯中，加沸水沖泡 10～15 分鐘即可。

荷葉山楂薏米茶

1. 取乾荷葉 10 克、乾山楂 10 粒、薏米 10 克、陳皮 10 克，分別洗淨後，一起放入鍋中。
2. 加適量清水，大火煮沸，改小火繼續煮 5～10 分鐘，可加適量冰糖調味。

荷葉茉莉茶

取乾荷葉 10 克、茉莉花 5 克、綠茶 5 克，一起放入杯中，加沸水沖泡 5～10 分鐘即可。

荷葉瘦身茶

1. 取乾荷葉 10 克、玫瑰花 2 克、洛神花 2 克、甜葉菊 2 克、陳皮 1 克、決明子 1 克，一起放入鍋中。
2. 加適量清水，大火煮沸，改小火繼續煮 5 分鐘即可。

上述幾種荷葉茶都具有良好的減肥功效，可多次沖泡，但第一杯的瘦身效果最佳。另外，荷葉茶最好在飯前空腹飲用，但應避開飯前半小時內，以免影響食物消化，如果是在飯後喝，則應隔 1 個小時再飲用。

當然，荷葉茶雖好，但並非適合所有女性。因為荷葉茶可清熱涼血，體質虛寒（身體較弱、容易疲勞、面色偏白、食量較小，平時畏寒喜熱、唇舌偏白偏淡、脈多遲緩）的女生喝了容易腹瀉，故不宜飲用。

貼心小補帖

要想減肥，必須使食物消耗大於攝取。因此，促進腸道對脂肪的消化能力是減肥的關鍵。荷葉中的荷葉鹼對抑制脂肪和澱粉的吸收具有良好的作用，能促進人體脂肪細胞轉化為小分子結構，持續進行脂肪的分解轉化，同時補充腸液的濃度、促進膽汁及胰液的分泌，使腸道對脂肪的消化分解能力大大提高，這也正是荷葉能減肥瘦身的重要原因。

多吃不怕胖，健康減肥玉米餐

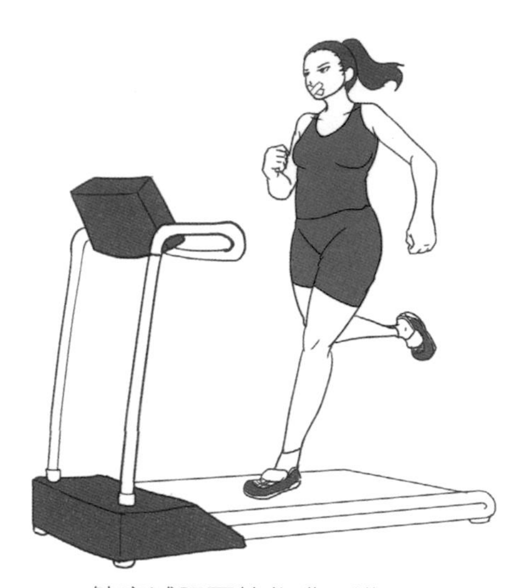

健康減肥要管住嘴、邁開腿

許久以前，我一直以為玉米的主要成分是澱粉，而把玉米誤認為是高熱量食物。直到有一天，我去參加某好友組織的「健康減肥，幸福生活」活動，她不遺餘力地為幾位胖胖的女生推薦玉米減肥餐，引起了我的好奇心。回家後，我仔細查閱資料才知道，每 100 克新鮮玉米的熱量約為 106 千卡（不包括不可食的部分），要比同等重量糙米的熱量小得多。

玉米原產於拉丁美洲的墨西哥和秘魯沿安地斯山麓一帶，哥倫布發現美洲大陸後，將玉米帶到了西班牙。隨著世界航海業的發展，玉米逐漸傳到了世界各地，並於 16 世紀傳入中國。

中醫認為，玉米性平、味甘，有開胃、健脾、除溼、利尿的功效。

現代研究則指出，玉米含有大量亞油酸、卵磷脂、胡蘿蔔素、多種礦物質及維生素，具有降低血清膽固醇、軟化動脈血管的作用。而吃玉米之所以能夠減肥，是因為玉米中含有大量的膳食纖維，比精米、精麵高4～10倍。玉米中還含有豐富的鎂，可加強腸壁蠕動，促進機體廢物的排泄。

吃玉米減肥，最簡單的方法就是用清水煮玉米或蒸玉米。煮玉米是將玉米洗淨後，放入水中煮熟，一般煮20分鐘即可，可以連著煮玉米的湯一起喝，具有祛火、消腫的功效。如果是蒸玉米，則要留兩三層玉米外衣，一般蒸30分鐘即可。

我聽組織活動的那位好友說，她曾遇到利用吃玉米減肥的人，每天吃一頓豐盛的午餐，早晚則以玉米代替，持續一個月下來，整整瘦了好幾斤。她建議，對於只想用吃玉米的方式稍微調整體重的人來說，最好將玉米料理換花樣，做成各種減肥玉米餐，這樣更容易長期持續。

玉米湯

取新鮮玉米粒30克、玉米鬚15克，一起放入鍋中，加適量清水，煮至玉米熟爛，喝湯吃玉米。

玉米茶（三種方式）

1. 取玉米粉2匙，加入適量沸水沖泡，代茶飲。
2. 取山楂15克切碎，加入玉米粉2匙，用沸水沖泡。
3. 取15～20克決明子放入水中煮沸，再用小杯水加入2匙玉米粉調勻，倒入決明茶中攪拌。

尖椒玉米

1. 取新鮮玉米粒 200 克洗淨、瀝乾水分，青尖椒 100 克洗淨、切丁。
2. 鍋中放適量橄欖油，燒熱後放入蒜片適量、乾花椒 10 粒，再倒入玉米粒，翻炒均勻。
3. 加 30 毫升清水，燜至玉米變軟、鍋中水分收乾時，放入青尖椒翻炒至八分熟，最後放少許鹽調味。

玉米高麗菜番茄沙拉

1. 番茄 1 個洗淨、切丁；熟玉米粒 150 克備用。
2. 取高麗菜 1/4 棵洗淨、切條，入沸水鍋中，加少許鹽，等菜煮軟後，撈出瀝乾水分。
3. 高麗菜、番茄與熟玉米粒一起放入碗中，澆適量優酪乳，攪拌均勻即可。

玉米減肥餐的做法多種多樣，但無論是哪種做法，進食時，請務必多加咀嚼，否則容易造成整粒排出，甚至導致消化不良。

貼心小補帖

許多人煮玉米時，都喜歡把玉米鬚扔掉，這其實是浪費。在中藥裡，玉米鬚又稱「龍鬚」，有廣泛的預防保健用途。把留著鬚的玉米放入鍋中煮，熟後將湯水倒出，就是「龍鬚茶」，不僅口感不錯，而且有較好的利水消腫、清熱瀉火的功效，還能降血脂、降血壓和降血糖。

來杯大麥茶，邊喝邊瘦不是夢

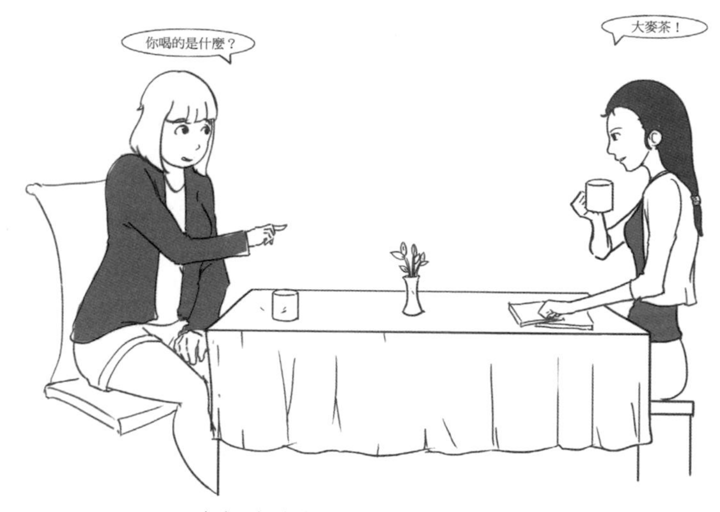

來杯大麥茶，邊喝邊瘦不是夢

崔慧敏是我曾帶過的一個韓國留學生。經過一段時間的相處，我發現她有一個小習慣，就是每天都要帶一壺飲品來診室。出於好奇，我問她：「妳每天帶的是什麼呀？綠茶、紅茶、咖啡？」她微笑著搖了搖頭，很神祕地拿杯子給我倒了一小杯，我喝了一口，很香，但依然不知道是什麼。

看我猜不出來，她才告訴我是大麥茶。據她介紹，大麥茶是許多韓國人的最愛，而且在韓國無論是高級飯店還是街頭的普通小店都能喝到。

其實，中國歷來也有飲用大麥茶的習慣。古書中對大麥茶的功效更是早有記載，《本草綱目》中有：「大麥味甘、性平，有去食療脹、消積進食、平胃止渴、消暑除熱、益氣調中、寬胸大氣、補虛劣、壯血脈、益顏色、實五臟、化穀食之功。」大麥茶含有人體所需的十多種微量元素及氨基酸，富含多種維生素及不飽和脂肪酸、蛋白質和膳食纖維，可滿足人們回歸自然、追求健康的需求。

小崔之所以愛喝大麥茶，不僅是因為其清涼幽香，更是由於大麥茶具有去油膩、助消化、益減肥的功效。這主要得益於大麥茶含有的豐富的膳食纖維，可以減少人體對膽固醇、脂肪的吸收，還能將腸胃中的「垃圾」帶出體外，使人輕鬆、愉悅，且不會帶來多餘的熱量和負擔。

而且，她喝的大麥茶是她親手製作的。

大麥茶

1. 選購那些顆粒飽滿、表面是淡黃色且有光澤、兩頭尖而中間鼓、形狀規則的大麥粒，這樣的大麥新鮮、營養好。
2. 將大麥用清水洗淨，撈出瀝乾水分，放在鍋中用小火不停翻炒約 30 分鐘，大麥會慢慢變成淺咖啡色、有麥香。
3. 將炒好的大麥茶用罐子密封，飲用時只需用沸水沖泡 5～10 分鐘即可。

大麥茶以其獨特的魅力贏得了「東方咖啡」的美譽，但需要注意的是，哺乳期的女性千萬不要喝，否則會有退奶的情形。事實上，大麥茶最適合忙碌的白領們，她們經常以速食充饑，而速食以油膩、煎炸食品為主，長此以往，容易引起食物積滯，甚至脂肪堆積，從而導致肥胖。因此，白領女性不妨適當多喝點大麥茶，在迷人的香氣中，清除腸道油膩、保持苗條身材。

貼心小補帖

大麥茶在烘烤過程中產生的香味物質，不僅能提升口感，還能防止膽固醇升高、降低血液黏稠度。平時飲食不規律的女性，每天喝點大麥茶，有預防肥胖和「三高」的作用。另外，大麥茶中不含茶鹼、咖啡因、單寧等刺激性物質，既不影響睡眠，也不會使人亢奮。對於神經衰弱、平時喜歡喝茶但又被失眠困擾的女性來說，大麥茶無疑是不錯的選擇。

白蘿蔔減肥法，輕鬆吃掉贅肉

閨女，多吃點白蘿蔔能減肥！
我感覺自己都快變成兔子了！

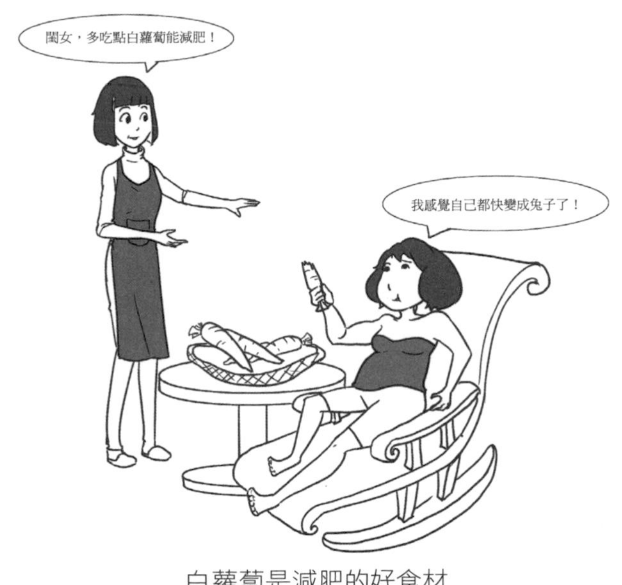

白蘿蔔是減肥的好食材

一天，侄女打電話給我，問：「我聽說有藝人在注意飲食和運動的同時，吃白蘿蔔減肥，短短兩個月就減掉了近 20 斤。白蘿蔔真的有這麼神奇的減肥效果嗎？」

我告訴她，白蘿蔔的確具有不錯的減肥功效。《食療本草》記載：「（白蘿蔔）利五臟，輕身，令人白淨肌細。」現代研究顯示，白蘿蔔不僅含有豐富的膳食纖維，還含有一種名叫異硫氰酸的辛辣成分，具有抗氧化作用，可以有效去除體內的活性氧，促進新陳代謝，從而形成不易儲存脂肪的易瘦體質。

非常神奇的是，這種異硫氰酸並非單純儲存在白蘿蔔中，當我們將白蘿蔔切片、切絲、切碎的時候，便能自動生成異硫氰酸。也就是說，切白蘿蔔的方式能製造出這種物質。而將白蘿蔔製成白蘿蔔泥，異硫氰酸同樣會增加，而且大量存在於汁液中，因此，必須將這些汁液留住。

此外，白蘿蔔越接近葉子的部分就會越甜，而越接近根的部分則越辣，這正是因為白蘿蔔根部異硫氰酸含量更豐富的緣故。

其實，侄女所說的藝人吃白蘿蔔減肥的事情，我也曾聽說過。據說，這位藝人在 70 天內減重 23 斤，體內脂肪減少了 7.9%。而且，她減肥的方式很簡單，就是每天吃一次生的白蘿蔔，分量為 300 克。無須節食，反而要保持營養均衡的膳食，每餐控制在七八分飽。

之所以要吃生的白蘿蔔，是因為白蘿蔔中不僅含有異硫氰酸，還含有豐富的維生素 A、維生素 C，澱粉酶的含量也很高，但當白蘿蔔加熱後，其中的維生素和澱粉酶很容易被損壞，而生吃白蘿蔔就能有效避免這些成分流失。

不過，正如侄女所說，生吃白蘿蔔很容易讓人膩味。我給她的建議是，可以變著花樣或搭配其他食物一起吃。

清爽白蘿蔔汁

取適量白蘿蔔洗淨、切塊，然後放入榨汁機中，加入適量白開水，榨汁飲用。

這款白蘿蔔汁清香爽口，無論是平時還是飯前飲用，都能有效控制食欲。

白蘿蔔裙帶洋蔥

1. 取白蘿蔔 150 克去皮、洗淨、切絲。
2. 裙帶菜（即海帶芽）50 克用清水浸泡 30 分鐘、洗淨切絲。
3. 洋蔥 50 克去皮、洗淨、切絲。
4. 將上述三種食材一起放入碗中攪拌混合，可根據個人喜好加點玉米粒一起拌著吃。

這款涼拌菜不僅含有異硫氰酸，還含有豐富的膳食纖維，是減肥瘦身的好選擇。

白玉翡翠卷

1. 取適量白蘿蔔洗淨、去皮、切絲，放入盤中備用。
2. 將適量包心菜（甘藍菜）放入沸水中略為汆燙，撈出放入涼水中。
3. 將包菜葉攤開，切去不規則的部分，放入白蘿蔔絲，卷起來，從中間切成兩段。
4. 取芝麻、醬油、醋、辣椒油各適量，一起放入碗中，攪拌均勻調成調味汁，吃時用白玉翡翠卷蘸調味汁即可。

這款菜晶瑩剔透，熱量很低，減肥者不妨一試。

醇汁蘿蔔絲

1. 取白蘿蔔、胡蘿蔔各適量，去皮、洗淨。
2. 胡蘿蔔切成小塊，放入榨汁機中加少許清水榨汁，將榨好的胡蘿蔔去渣留汁，可在胡蘿蔔汁中加入自己喜歡的調料調味。
3. 白蘿蔔切絲，放入胡蘿蔔汁中稍拌即可。

這款菜橙白相間，不僅可減肥瘦身，還能讓人遠離灰暗心情、精神振奮。

最後，我提醒侄女，生吃白蘿蔔減肥，時間最好安排在飯前或吃飯時，可以每天中、晚各吃 100 克，三餐不用刻意減少食量，依舊要注意營養均衡。如此持續一個月，便能收到意想不到的效果！

貼心小補帖

胡蘿蔔也有不錯的減肥功效。胡蘿蔔含有胡蘿蔔素、多種維生素及人體必需的氨基酸、鈣、鐵、磷等礦物質。這些元素有利於被身體吸收，在減肥的同時可增加營養攝取，避免減肥導致的營養不良。此外，胡蘿蔔還含有豐富的膳食纖維，能有效提高人體的新陳代謝，幫助人體排出廢物，增加飽腹感，控制食欲，具有良好的瘦身作用。

搓揉面部，緊緻妳的「胖胖臉」

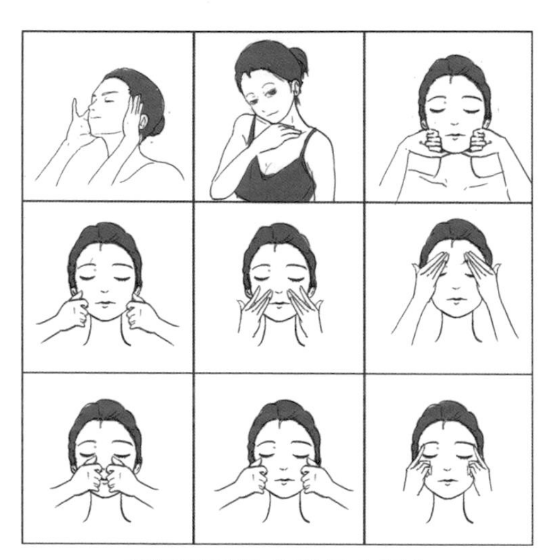

緊緻胖胖臉的搓揉小偏方

某日中午休息時間，我與幾個護士朋友聊天。護士小玉給我們一人分了一片口香糖，她一邊咀嚼一邊抱怨說：「唉！真煩惱，上週末相親失敗了。」有人追問原因，猜測肯定是她眼光太高。

小玉帶著些許憤怒，揮著小拳頭說：「那傢伙太討厭了，竟然跟人說我是胖胖臉，不是他喜歡的類型！妳們說，我真的是胖胖臉麼？」

問完，就連小玉自己都不好意思了。事實上，她的確是胖胖臉。不過，我還是很欣賞這個心直口快的姑娘的，如今社會上許多人都缺少她身上那種真誠的特質。

我連忙安慰她說：「胖胖臉有什麼不好的！而且，胖胖臉也可以改變。」聽我這麼說，小玉立即追問怎樣給胖胖臉減肥。

我告訴她，要想改變胖胖臉，可以從三個方面入手：骨頭、脂肪和咀嚼肌。骨頭，我是沒什麼好辦法的。至於咀嚼肌，她首先必須戒掉口香糖。此外，一切需要用腮幫子費勁咀嚼的零食都要儘量少吃，比如蠶豆、青豆、果仁等。而喜歡只用一邊牙齒咀嚼，也會使那一側的咀嚼肌發達。將上述這些習慣遏制住，將在一定程度上縮小發達的咀嚼肌，再配合減掉脂肪的搓揉按摩，則效果更佳。

再來說脂肪。很顯然，臉頰內皮下多餘的脂肪是導致胖胖臉的重要原因，但不必擔心，這是可以藉由針對性的搓揉按摩來消除的。接著，我便為小玉介紹了緊緻胖胖臉的搓揉小偏方。

第一步：在臉上塗上瘦臉霜，放鬆臉部肌肉；按摩從下顎開始到耳邊，然後再以額頭為中心點向外側按摩；眼周的按摩方法是從鼻子到眼角兩側做旋轉式按摩。

第二步：用手掌或手指按壓鎖骨凹陷處，刺激淋巴；如果指甲太長，則用指腹緊緊壓住鎖骨的凹陷處，3 秒後放開手指，連續做 3 次。

第三步：用大拇指頂起下顎兩側的凹陷處，讓頭部的重量全部由大拇指來支撐，也就是用大拇指托起頭部，每次動作 3 秒，做 3 次。

第四步：順著臉的線條向上壓，讓臉部線條逐漸清晰起來，動作要有力但應避免戳傷下巴的凹陷處，每次 3 秒，做 3 次。

第五步：從下顎到耳根背後，再從鼻翼兩側到顴骨下的凹陷處，最後回到耳邊，做來回的平滑按摩，做 10 個來回。

第六步：用食指、中指、無名指三根手指，輕輕橫向按摩額頭，做 10 個來回，讓額頭舒展開來。

第七步：用大拇指緊緊將內眼角往下壓，讓眼皮的肌肉變得緊實，但注意眼睛要放鬆，做3次，每次3秒。

第八步：緊實眼部肌膚，一定要沿著眼睛下方的骨線往下壓；從內眼角到外眼角，由內到外地按壓，做3次，每次3秒。

第九步：兩眉用食指輕壓，要沿著眼睛的上方骨，按摩到眼尾處，做3次，每次3秒。

我告訴小玉，上述這套按摩方法是我從一個減肥教練那裡獲得，是被證明行之有效的。但必須持之以恆，否則很難收到較好的效果！

小玉是個有毅力的人，從那天起她就竭力給自己的胖胖臉減肥。一段時間後，小玉的胖胖臉真的改善了很多，以前臉部兩側突出的臉頰也沒那麼明顯了。讓我好笑又自豪的是，那段時間醫院刮起了一陣「瘦臉風」，想來女生把「面子」問題看得真的很重要！

貼心小補帖

咀嚼肌在哪裡？我們可以自己感受一下，將雙手放在臉頰兩側，持續上下牙「咬緊、鬆開」的動作，觸摸到的很硬的肌肉就是咀嚼肌。對著鏡子做出一個微笑的表情，如果妳的臉笑起來比放鬆肌肉時看起來更寬，那麼說明妳的咀嚼肌很發達，妳就有必要像文中所說，改變妳的一些日常小習慣來減弱妳的咀嚼肌。

告別「大象腿」，勻稱妳的雙腿

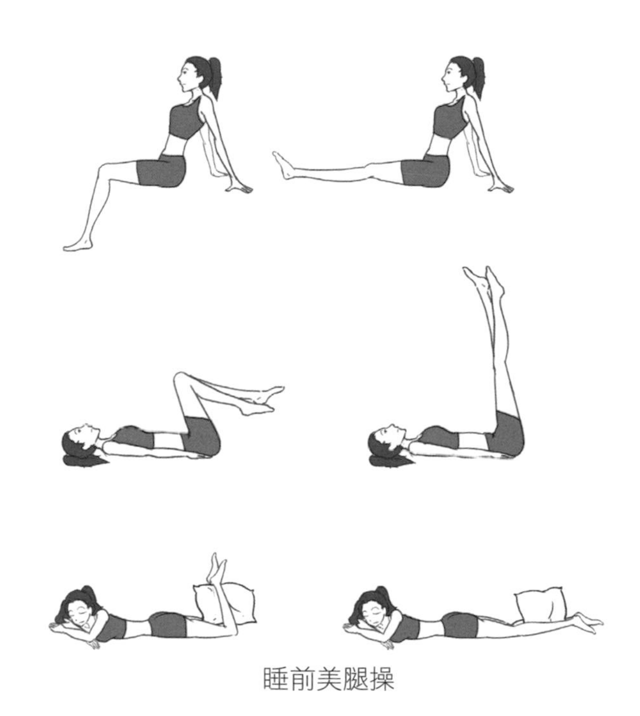

睡前美腿操

魏曉佳是我們門診的護士，她性格溫和、長相甜美，是個外向、開朗的女孩。不過，有天下午我發現她悶悶不樂，甚至工作起來有點心不在焉。傍晚下班時，我問她：「小魏，是不是出了什麼事，需要請假嗎？」

她歎了口氣，對我說：「中午休息在和她們（其他護士）聊天時，又一次說到了減肥瘦身的問題。後來，有人『安慰』我說：『其實，妳坐著也挺顯瘦的！』那一刻我真想鑽到地縫裡，雖然知道她們是在開玩笑，可是我確實在為自己這雙『大象腿』感到煩躁。我真的無法忍受了，決心要減掉『大象腿』，但又不知該如何下手。」

其實，生活中像小魏一樣被「大象腿」困擾的女性有很多。研究發現，除遺傳因素外，後天因素也是導致「大象腿」的重要原因，如久坐或久站、長期食用含鹽量較高的食物、突然間大量飲水而水分未能及時排出體外、缺乏運動等，都會使腿部脂肪堆積。

經過仔細分析，我發現小魏之所以有「大象腿」，很大程度上是缺乏運動造成的。我告訴她：「妳必須改掉『能坐著就不站著，能躺著就不坐著』的想法了，否則必定使體內熱量得不到消耗，時間長了就不單單是『大象腿』這麼簡單了⋯⋯」接著，我為她介紹了簡單小動作消除「大象腿」的偏方——睡前美腿操。

動作一：10～15 次為一組，做 1～3 組。

坐在床邊，保持上身直立，雙手放在身後支撐著身體，將小腿緩緩抬起，直到與大腿同高，保持這一姿勢，直到雙腳感到疲勞。

動作二：15～20 次為一組，做 2～5 組。

仰臥床上，雙手放在臀部下面，雙腿腳踝交叉，同時彎曲膝蓋。接上一動作，伸展膝蓋，交叉的腳朝天花板抬起並儘量伸展雙膝，以收縮大腿肌肉。

動作三：15～20 次為一組，做 2～5 組。

坐在床上，將枕頭對折，夾在雙膝間，用力擠壓。俯臥床上，用手腕支撐下顎，雙腿的腳踝夾住枕頭，用力向內側擠壓。接上一動作，彎曲雙膝，依舊用力擠壓枕頭。

經過一段時間的努力，小魏的大腿真的瘦了不少。為了堅定意志，她還給自己買了條漂亮的煙管褲，那條褲子小魏根本穿不上，她說她只想天天看著它，好給自己一些激勵，希望有一天真的可以穿上它。又過了一段時間，門診的護士們都對小魏雙腿的變化感到震驚，我教給她的「睡前美腿操」也成了大家八卦的熱點。而成功告別「大象腿」後，小魏終於穿上了那條提前準備好的煙管褲，在門診招搖。

貼心小補帖

對於女性來說，正確的站姿很重要。正確的站姿不只可以矯正不好看的腿形，還可以讓整個人的體態變得好看，讓臀部和大腿的肌肉結實，甚至連駝背也能夠慢慢改善。而且，平時鍛鍊也非常簡單，只要記得站立時雙膝要併攏並且打直，腰杆挺直收小腹，抬頭挺胸，但是要持之以恆地做，然後變成一種習慣，才能漸漸看到效果。

吃得少卻很胖，按摩四穴解煩惱

聽說脾虛的人容易發胖，建議你去看看！
我怎麼喝涼水都長肉呢？

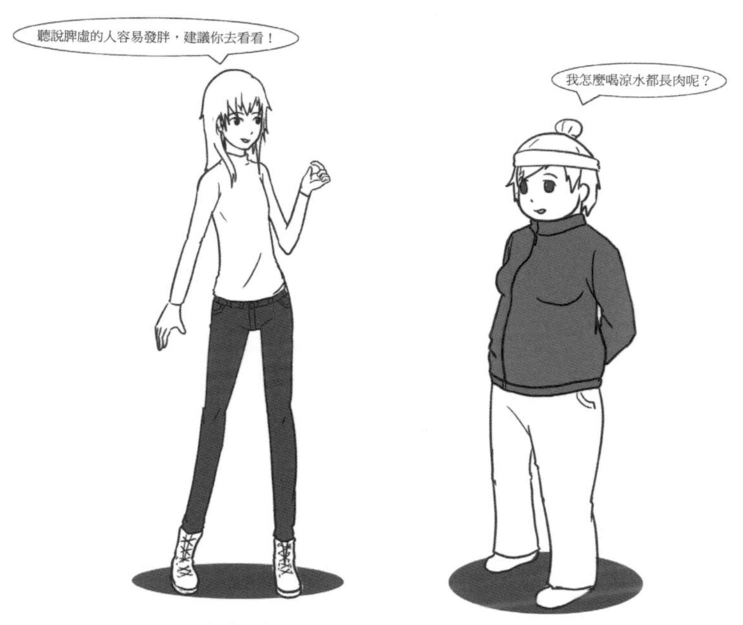

脾虛的人，容易「少食而肥」

張小姐今年 28 歲，曾經是我的一位患者，如今她看起來身材適中。不過，很少有人能夠想到，她一年多以前還是個胖胖的女生。

記得當初她來找我幫她減肥，她的身體狀況的確不容樂觀，粗壯的胳膊和腿，腰間像套著一個游泳圈。她問我：「很多人都說，長得胖是因為吃得太多、營養過剩。可是我平時吃得並不多，怎麼體重還是直線上升呢？」我給她做了仔細檢查，發現她是典型的脾虛症狀，這就不難解釋為什麼她吃得少還會胖了。

中醫認為，脾為倉廩之官，主運化。運，即轉運輸送；化，即消化吸收。簡單來說，脾主運化的功能包括運化水谷精微和水液。也就是說，脾既要運化水谷精微，將其布散全身，為身體的生理活動和氣血津液的化生提供充足能量，又要運化水液，以防止水液在體內停滯。

當脾的功能正常時，全身氣血就會充盈，肌肉會豐滿而有彈性，此時即使體重較大，也不會讓人看起來有臃腫的感覺。但當脾的能力不足，也就是中醫常說的人體處於「脾虛」的狀態時，人體運送水液的能力就會不足，機體代謝能力減弱，脂肪之類應該消耗出去的「髒東西」就會停留在身體裡。中醫將這些停留在體內的「髒東西」稱為「痰溼」。

其實，典型脾虛的人，不僅容易「少食而肥」，還常會出現全身疲倦無力、四肢沉重、頭腦不清、面出油、嘴巴黏膩無食欲、口渴但不想飲水、舌苔較厚、小便不利、大便溏泄等症狀。

我提醒張小姐，像她這種情況不能用單純的方法來減肥，因為脾虛的問題不可能藉由單純地節食、運動、腹瀉（吃一些減肥藥物）來改善。而且，節食和腹瀉甚至會加重脾虛的症狀。這也正是為什麼她以前減肥，常常剛開始有效，很快效果就不明顯的原因。對於脾虛造成的肥胖來說，消除脾虛是必須首先重視的問題。

接著，我為張小姐開了一些益氣健脾、祛溼的藥物，還為她推薦了兩款食療偏方，即我在第二章中講述的「參苓粥」與「山藥薏米粥」。此外，我教她常按以下四個穴位，有助於健脾祛溼。

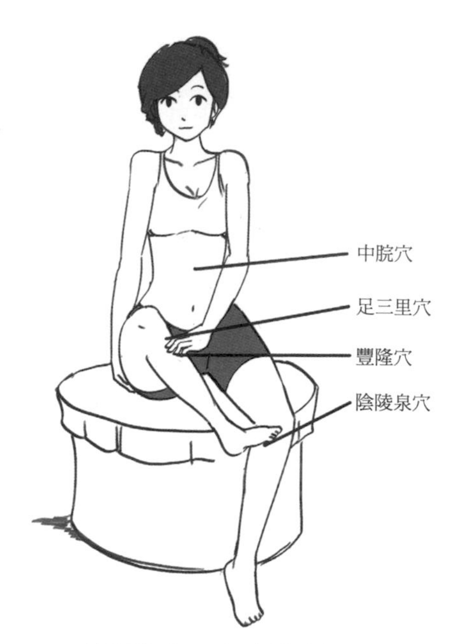

按四位穴，有助健脾祛溼

◆按摩豐隆穴：位於外踝上 8 寸，脛骨前緣外側 1.5 寸。每天按摩 2 次，每次 3～5 分鐘，可化痰溼、和脾胃。

◆按摩中脘穴：位於上腹部，前正中線上，當臍中上 4 寸。用指端或掌根在該穴上按揉，每天 2 次，每次 3～5 分鐘，可和胃健脾。

◆按摩足三里穴：位於外膝眼下四橫指，脛骨邊緣。一般每天 2 次，每次 3～5 分鐘，可調理脾胃、瘦身減肥。

◆按摩陰陵泉穴：位於小腿內側，膝下脛骨內側凹陷中。每天用手指按揉，次數不限，但每次應按足 10 分鐘以上，可健脾除溼。

張小姐回去後，按時吃藥的同時，配合食療與按摩。一段時間後，她的脾虛問題徹底解決了，令她驚喜的是，她的肥胖狀況也相應改善了很多。之後，她又配合健康飲食、積極運動，保持心情愉悅，最終戰勝了肥胖。

貼心小補帖

金元四大家之一李東垣所著《脾胃論》中說：「或少食而肥，雖肥而四肢不舉，蓋脾實而邪氣盛也。」這裡所說的「少食而肥」，就是我們常說的「喝水都會胖」，這都是脾虛在作怪。因此，如果妳吃得少卻很胖，不妨找專業醫師看看，是不是脾虛了！

附錄

紅顏不老的100個偏方・精選・速查

氣血充盈小偏方		
作用	偏方	索引
緩解寒性痛經，改善面色無華	1. 山楂桂枝紅糖湯：取15克山楂肉、5克桂枝及2碗清水，放入砂鍋中，小火煎至只剩下1碗水，再放30克紅糖繼續煮沸 2. 生薑紅糖水：準備15克生薑、30克紅糖，放入鍋中煮沸，也可以直接放入杯中，用開水沖泡當茶喝	P13
益氣養血、健脾養胃、美白養顏	紅棗養顏湯：將10顆去核紅棗、10粒枸杞子、100克撕成小塊的泡發木耳一起放入鍋中，加400毫升清水大火煮沸，改小火燉至棗熟	P18
補益氣血、美容養顏	代參膏：龍眼肉30克，去核洗淨，放入碗中，加白糖少許，一起蒸至稠膏狀，分兩次沸水沖服	P21
補氣血、健脾胃、養心腎、美肌膚	龍眼蓮薏美膚粥：100克薏仁米洗淨，用清水浸泡一夜，與10顆龍眼肉、30克蓮子一起加適量清水煮粥，粥熟後稍涼，加適量蜂蜜調味即可	P22
養顏嫩膚、補血潤肺	阿膠粥：將10克阿膠搗碎備用；100克大米洗淨，放入鍋中，加適量清水煮粥，粥熟後加阿膠繼續煮2分鐘即可	P25

氣血充盈小偏方		
作用	偏方	索引
美容養顏、延緩衰老	阿膠養顏方：川芎、黨參、黃耆、當歸各 10 克，與雞蛋 2 個同煮 15 分鐘；撈出雞蛋，剝去外殼，放入鍋中，加入 10 克阿膠，繼續煮 5 分鐘即可	P26
益氣、養血、調經	當歸補血湯：當歸 6 克、黃耆 30 克一起放入砂鍋中，加適量清水煮 30 分鐘，取汁飲用	P30
改善氣虛、增強體質	黃耆燉烏雞：黃耆 30 克、白朮 20 克，一起用紗布包好；烏雞 1 隻處理乾淨，將藥包塞入雞腹內，放入砂鍋中；加適量清水，放入蓮子 50 克，大火煮沸，改小火燉至雞肉熟爛，揀去藥包，加鹽調味	P36
益氣、防感冒	參棗湯：黨參 15 克、紅棗 10 顆洗淨，放入清水中浸泡半小時；砂鍋中加適量清水，放入黨參、紅棗小火煎煮；煎煮 2 次，每次半小時，取兩次的汁混合後即可服用	P39
補血養血、調經止痛、美容養顏	四物湯：將熟地 12 克、當歸 9 克、白芍 9 克、川芎 6 克，一起用清水浸泡 15 分鐘，連藥帶水一起倒入砂鍋中，加適量清水，大火煮沸，改小火煮至水減半即可	P41

五臟調和小偏方		
作用	偏方	索引
養心安神、潤澤肌膚、幫助睡眠	養心粥：取黨參 35 克，去核紅棗 10 顆，麥冬、茯神各 10 克，上述各味一起放入砂鍋中，加清水 2000 毫升煎煮至 500 毫升，去渣後，與洗淨的大米和適量清水共同煮粥，粥熟後加適量紅糖調味	P48
改善失眠健忘、心悸氣短	桂圓豬心湯：豬心 250 克洗淨、切片，桂圓 30 克剝皮、洗淨；將豬心、桂圓一起放入砂鍋中，加適量清水，大火煮沸，改小火燉至豬心熟爛，加鹽、味精調味即可	P51
改善心脾兩虛	紅棗羊心湯：羊心 250 克洗淨、切片，放入砂鍋中，加適量清水、料酒、蔥段、薑片，大火煮沸，加入紅棗 10 顆，繼續煮至羊心熟爛，加鹽、胡椒粉調味即可	P52
養肝補血	1. 菠菜豬肝湯：豬肝 200 克洗淨、切片，加醬油、澱粉拌勻醃 10 分鐘；菠菜 250 克洗淨、切段，入沸水汆燙；鍋中加適量清水，放入薑片、豬肝煮熟，再加入菠菜，最後加鹽調味即可 2. 經常按揉曲泉、大敦、三陰交等穴	P55 P57
疏肝解鬱、寬中理氣	佛手香櫞茶：佛手、香櫞各 5 克，桔梗、甘草各 3 克，一起研為細末，裝入紗布中，放入杯中加適量沸水沖泡，加蓋悶 5 分鐘	P62
健脾養胃、改善食欲	參苓粥：取人參 5 克、切薄片，白茯苓 15 克、用清水浸泡半小時，生薑 1 小塊、用刀拍散；將上述三種材料一起放入砂鍋中煎煮取汁，與粳米 100 克、清水 400 毫升一起煮粥即可	P65

五臟調和小偏方		
作用	偏方	索引
潤肺止咳	雪梨銀耳川貝湯：取雪梨 1 個洗淨、切塊，泡發銀耳 2 朵撕成小朵，川貝 20 顆放入清水中浸泡 10 分鐘、瀝去水分；將所有食材放入碗中，加適量冰糖、少許清水，隔水燉煮 1 個小時即可	P69
溫補腎陽、強壯腰脊	1. 搓腰眼：端坐在床上，兩手對搓至發熱，然後用掌根輕擦腰眼穴約 3 分鐘，感覺溫熱即可。也可以兩手握拳，輕輕叩擊這個部位，感覺溫熱為止 2. 經常按摩湧泉穴、太溪穴、關元穴、氣海穴	P77 P78

特殊時期小偏方		
作用	偏方	索引
改善經期情緒低落	玫瑰花茶：取一個透明玻璃杯，放入 15 克玫瑰花，加適量沸水，浸泡 5～10 分鐘，代茶飲用	P83
緩解痛經	紅酒燉蘋果：取蘋果 400 克洗淨，去皮，切成月牙狀；將蘋果放入鍋中，加適量紅酒沒過蘋果，用中火燉煮 15 分鐘後關火，等蘋果在紅酒中浸泡 2 小時後即可食用	P86
調理月經	1. 取絲瓜絡 1 個，加水 1 碗煎服，常喝可調理月經 2. 把絲瓜子烘乾，加水 1 碗煎服，水開後加入少量紅糖，沖黃酒溫服。早晚各 1 次，對改善月經不調有效	P88 P89
祛除血寒	艾葉生薑煮雞蛋：取艾葉 9 克、生薑 15 克、雞蛋 2 個、紅糖適量；雞蛋煮熟，去殼備用；將艾葉、生薑、雞蛋一起放入砂鍋內煮熟，然後放入紅糖，再煮一小會兒，去掉藥渣，吃雞蛋，喝生薑艾葉湯	P94
緩解痛經	韭糖飲：取新鮮韭菜 300 克洗淨，瀝乾水分，然後切碎並搗爛，取其汁液備用；取一個鋁鍋，加少量清水煮沸，將 100 克紅糖放入其中，並充分攪拌使其溶解，再兌入韭菜汁拌勻即可飲用	P97
調經止痛	益母草煮雞蛋：取益母草 20 克、雞蛋 2 個、元胡 10 克，一起放入砂鍋中，加入適量清水同煮，雞蛋熟後去掉蛋殼繼續煮 5 分鐘，去掉藥渣，吃蛋喝湯	P100
改善宮寒	暖宮操：全身放鬆，雙膝分開，跪於床上，挺直腰部，向前彎腰，讓胸部儘量貼近床面，保持 3～5 分鐘。接著，平躺在床上，做收腹提臀運動，在高位時儘量保持 2～3 分鐘，感覺子宮隨身體一起收縮	P104

特殊時期小偏方		
作用	偏方	索引
改善更年期「臟躁」	甘麥大棗湯：取淮小麥 18 克、甘草 12 克、去核大棗 9 顆，一起放入鍋中，加適量清水，小火煎煮，取兩次的煎液，混合調勻，早晚溫服	P107
改善更年期症狀	代代雙仁茶：取生棗仁、熟棗仁各 6 克搗碎，再與代代花 3 克、枸杞子 10 克一起放入保溫瓶中，沖入 600～800 毫升沸水，加蓋悶 30 分鐘，即可代茶飲用	P110

妙治小恙小偏方		
作用	偏方	索引
遠離口臭	桂花檸檬水：將糖桂花 2 小勺、檸檬 2 片一起放入杯中，加適量沸水沖泡，加蓋悶 5～10 分鐘，代茶飲用	P114
治療灰指甲	大蒜加陳醋：取 20 瓣大蒜，除去外皮，搗爛，放入帶塞的廣口玻璃瓶中，加入 200 毫升陳醋，浸泡 1 天即可。使用時，將患病的指甲完全浸入蒜醋溶液中，每次 15～20 分鐘，每日 2～3 次	P117
告別「主婦手」	甘草芝麻油：取甘草 20 克、芝麻油 100 毫升，將甘草浸入芝麻油中泡 24 小時，一起倒入鍋中，小火煎至焦狀，去渣留液，待放涼後塗抹在手部，重點關照脫皮、龜裂的地方	P120
去除牙垢	1. 草莓除垢法：取草莓 1 顆，洗淨、碾成糊狀，與半匙發酵粉充分混合，用一個柔軟的牙刷將混合物均勻地塗在牙齒表面，5 分鐘後用牙膏將混合物刷掉，然後用溫水漱口 2. 墨魚骨除垢法：取墨魚骨 50 克，研成細末，摻入牙膏內刷牙	P123
改善皮膚過敏	馬齒莧煎水：取馬齒莧 20～30 克洗淨，加水 500 毫升煎煮，放至溫涼（約 20℃）；用 5～6 層紗布或小毛巾在藥水中浸透，取出稍加擰擠，以不滴水為宜，覆蓋在皮疹過敏的地方，每 5～10 分鐘更換一次	P127
輔助治療慢性咽炎	玄麥甘桔茶：取玄參、麥冬各 4.5 克，桔梗 3 克，生甘草 1.5 克，將上述材料研為細末，和勻，製成茶包。每次一包，沸水沖泡 10 分鐘，代茶飲	P129

妙治小恙小偏方		
作用	偏方	索引
緩解肩膀疼痛	抹點花椒食鹽酒：取花椒、食鹽各 50 克，白酒 500 毫升（酒精濃度 45 度以上）；將花椒、食鹽一起研成細末，放入白酒中密封浸泡，每日搖動 1 次，浸泡 2～3 天即可。將泡好的花椒酒塗抹在疼痛的部位，來回搓揉，再用熱水袋敷一會兒	P132
改善過敏性鼻炎	敷蔥白糊：用藥棉將蔥白糊敷于清潔好的鼻腔內，數分鐘更換一次，敷一次持續 30～45 分鐘	P136

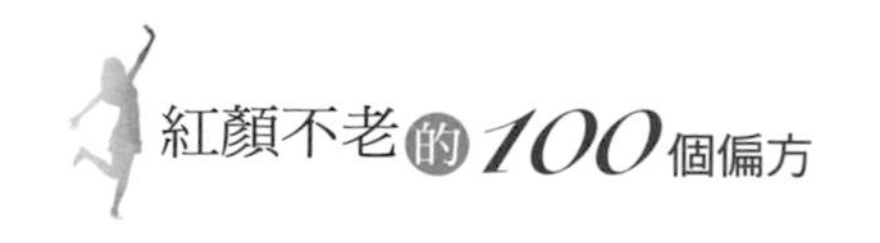

膚如凝脂小偏方		
作用	偏方	索引
白皙肌膚	洗米水洗臉：每天洗米時，留下第二或第三遍的洗米水，讓其慢慢澄清，取上面的清液部分洗臉	P142
遠離肌膚乾燥	香菇水療：①用泡香菇的水，放入家用蒸臉器中，加熱後蒸臉 10 分鐘；②用剩下的泡香菇的水塗抹面部，重點關照有斑點的地方；③用泡發的香菇、牛奶、雞蛋黃，自製香菇面膜，敷臉 15～20 分鐘	P145
水潤肌膚	麥冬烏梅茶：取麥冬 15 克、烏梅 5 顆，一起放入杯中，加適量沸水沖泡，加蓋悶 10 分鐘，待水溫低於 60℃時，加適量蜂蜜調勻，即可代茶飲用	P149
治療曬傷	敷優酪乳：將優酪乳放入冰箱的冷藏室裡，在 4～10℃的溫度下冷藏，等優酪乳變得冰涼，將其拿出搖勻，用乾淨的紗布在冷優酪乳裡浸濕後，敷在曬傷的皮膚上	P152
提高防曬能力	經常吃些番茄，能有效降低曬傷危險指數	P152
營養肌膚、淡化色斑	茯苓蜂蜜面膜：將 15 克白茯苓粉與 30 克蜂蜜調成糊狀，晚上睡前敷臉，15～20 分鐘後用清水洗淨	P156
補水保濕、美白控油	海藻牛奶面膜：取天然海藻粉 3 勺放入碗中，加入適量牛奶，攪拌均勻（最好採用一邊攪拌一邊加牛奶的方式），潔面後，將自製面膜均勻地塗抹在臉上，15～20 分鐘後，用溫水洗淨	P159
美白祛斑	豆腐美白祛斑面膜：取豆腐 20 克，放入碗中碾碎，加入酵母粉 10～15 克、橄欖油 5 克，一起攪拌均勻。潔面後，將自製面膜均勻地敷在臉上，15～20 分鐘後用溫水洗淨	P164

膚如凝脂小偏方		
作用	偏方	索引
美白養顏	洗面如玉膏：取丁香 3 克、麝香 3 克、白芷 6 克，一起研成細末，加 200 毫升白酒熬成膏，每天早晚用其洗臉即可	P171

祛斑除皺小偏方		
作用	偏方	索引
祛痘不留痕	薏仁甘草面膜：取 3 勺薏仁粉、2 勺甘草粉一起放入碗中，倒入半杯鮮奶，一起攪拌均勻。使用時注意避開眼睛和嘴唇周圍的皮膚，重點關照痘痘及痘痕處，10～15 分鐘後用清水洗淨	P176
戰勝頑固黃褐斑	消斑美白湯：取絲瓜絡、白茯苓、白僵蠶、白菊花、珍珠母各 10 克與紅棗 10 顆，一起放入鍋中，加適量清水煎煮 20 分鐘，在關火前 3～5 分鐘，加入玫瑰花 3 克	P179
祛除老年斑	生薑蜂蜜水：取 10～15 克新鮮生薑，洗淨、切片，用 200～300 毫升沸水沖泡，加蓋悶 5～10 分鐘，待水溫降至 60℃左右後，加 10～15 克蜂蜜，攪拌均勻即可飲用	P182
祛除黑頭粉刺	珍珠粉面膜：選購品質有保障的內服珍珠粉，取適量放入碗中，加入適量清水，將珍珠粉調成膏狀。潔面後，將調好的珍珠粉面膜均勻地塗在臉上，用輕柔的按摩手法在臉上按摩 5～10 分鐘，待臉上的珍珠粉變乾時，用清水洗淨即可	P185
清潔肌膚、控油保濕	蘆薈化妝水：取新鮮蘆薈汁，加少許清水攪拌，潔面後均勻地塗於面部，可以在每天擦護膚霜前使用	P188
收縮毛孔、細膩肌膚	紅薯面膜：取紅薯 1 個，帶皮洗淨，放入蒸鍋中蒸熟、切塊，放入榨汁機中，再倒入 200 毫升優酪乳，一起榨汁，冷卻備用。使用時，先清潔面部，再將紅薯優酪乳面膜均勻地塗抹在臉上，10～15 分鐘後洗淨即可	P192

祛斑除皺小偏方		
作用	偏方	索引
美白肌膚、祛除皺紋	蜂蜜蛋清面膜：將蛋清 1 個、蜂蜜 1 小勺一起放入碗中拌勻，睡前均勻塗抹於面部，15～20 分鐘後用清水洗淨	P199
改善毛孔粗大	葡萄紅酒面膜：將 10～15 顆新鮮葡萄洗淨、去籽，搗爛成泥，加入 1 小杯紅酒及適量米粉，攪拌成糊。使用時，先清潔面部，再用面膜刷將葡萄紅酒泥均勻地塗抹在臉上，10～15 分鐘後用清水洗淨	P203

明眸烏髮小偏方		
作用	偏方	索引
去除「熊貓眼」	馬鈴薯片敷眼：將馬鈴薯（發芽的馬鈴薯不能用）去皮、洗淨，切成約 2 毫米的馬鈴薯片；躺臥，將馬鈴薯片敷在眼部，15～20 分鐘後，拿掉馬鈴薯片，用清水洗臉	P207
消除黑眼圈	菊花加米飯敷眼：取菊花適量，熱水泡開備用；電鍋中加適量粳米淘洗乾淨，倒入泡好的菊花和水，再加適量清水共同煮成米飯；米飯熟後，盛一碗米飯，稍涼後用手捏成小小的米團，接著用這些米團敷眼	P211
去除眼袋	1. 冬瓜片去眼袋：取適量冬瓜，去皮、籽，冬瓜肉洗淨、切薄片；潔面後，將冬瓜片敷在眼睛周圍，尤其是眼袋處，10～15 分鐘即可 2. 蘋果片去眼袋：蘋果洗淨、切片；潔面後，將蘋果片敷在眼袋部位，10～15 分鐘即可	P214 P215
讓頭髮烏黑光亮	核桃黑芝麻糊：取核桃仁 250 克洗淨、晾乾、壓碎，黑芝麻 250 克炒熟、磨成細末，麵粉 500 克炒熟；將核桃末、黑芝麻末、麵粉一起混合均勻，裝入玻璃瓶中。每次取 2～3 勺，用適量沸水沖調成糊	P218
告別脫髮	側柏葉生髮液：取 100 克新鮮的側柏葉（乾品 200 克），洗淨、瀝乾水分，放入 500 毫升 60 度的白酒中浸泡 15 天。使用時，取適量藥酒塗抹頭皮	P224
烏髮固髮	旱蓮草紅糖飲：取適量旱蓮草洗淨，用溫水浸泡 10 分鐘，搗爛取汁，再加少許紅糖即可	P228

明眸烏髮小偏方		
作用	偏方	索引
健康秀髮	敲膽經：從大腿外側與盆骨交接處的環跳穴開始敲，往膝蓋方向的風市穴、中瀆穴、膝陽關穴、陽陵泉穴四個穴位點敲，每敲打 4 下算一次，每天敲左右大腿各 50 次，也就是左右各 200 下	P234
護髮美髮	抹芝麻油：取適量芝麻油，均勻地塗抹在頭髮上，最好連頭皮一起抹，再用熱毛巾焐 20 分鐘，給頭髮吃一頓「營養餐」，然後按照一般的洗髮程式將頭髮清洗乾淨	P238

減肥去脂小偏方		
作用	偏方	索引
改善脂肪型肥胖	吃黑木耳粉：將乾燥的黑木耳打成粉末，每次取 2 匙（約 10 克），加溫開水 1 杯，攪拌均勻，每日 3 次，飯前半小時當零食吃	P242
祛濕、減肥、降心火	1. 荷葉山楂茶：取乾荷葉 10 克、乾山楂 6 粒、紅棗 3 顆，一起放入杯中，加沸水沖泡 10～15 分鐘即可 2. 荷葉瘦身茶：取乾荷葉 10 克、玫瑰花 2 克、洛神花 2 克、甜葉菊 2 克、陳皮 1 克、決明子 1 克，一起放入鍋中，加適量清水，大火煮沸，改小火繼續煮 5 分鐘即可	P245 P246
控制食欲、調整體重	1. 玉米湯：取新鮮玉米粒 30 克、玉米鬚 15 克，一起放入鍋中，加適量清水，煮至玉米熟爛，喝湯吃玉米 2. 玉米茶：取玉米粉 2 匙，加入適量沸水沖泡，代茶飲；取山楂 15 克切碎，加入玉米粉 2 匙，用沸水沖泡	P249
去油膩、助消化、益減肥	大麥茶：將炒好的大麥用罐子密封，飲用時只需用沸水沖泡 5～10 分鐘即可	P253
控制食欲、瘦身減肥	1. 每天吃一次生的白蘿蔔，分量為 300 克 2. 清爽白蘿蔔汁：取適量白蘿蔔洗淨、切塊，然後放入榨汁機中，加入適量白開水，榨汁飲用	P256
緊致「胖胖臉」	1. 戒掉口香糖，需要用腮幫子費勁咀嚼的零食都要儘量少吃 2. 搓揉面部，簡單九步，消除臉頰內皮下多餘脂肪	P261

減肥去脂小偏方		
作用	偏方	索引
告別「大象腿」	睡前美腿操，三組簡單小動作有效消除腿部多餘脂肪	P264
調理脾胃、瘦身減肥	經常按摩豐隆穴、中脘穴、足三里穴、陰陵泉穴	P268

國家圖書館出版品預行編目（CIP）資料

獨寵女人的中醫天然食療祕方：養顏、補氣、調血的根本調養/ 胡維勤著. -- 初版. -- 新北市 ： 大喜文化, 2017.01
面； 公分. -- （懶人包 ； 08）
ISBN 978-986-93623-6-8（平裝）

1. 中醫 2. 養生 3. 女性

413.21 105023325

懶人包08
獨寵女人的中醫天然食療祕方：
養顏、補氣、調血的根本調養

作　　者	胡維勤
發 行 人	梁崇明
總 編 輯	陳貞全
出　　版	大喜文化有限公司
P.O.BOX	中和市郵政第 2-193 號信箱
發 行 處	23556 新北市中和區板南路 498 號 7 樓之 2
電　　話	(02)2223-1391
傳　　真	(02)2223-1077
E-mail	joy131499@gmail.com
銀行匯款	銀行代號：050，帳號：002-120-348-27 臺灣企銀，帳戶：大喜文化有限公司
劃撥帳號	5023-2915，帳戶：大喜文化有限公司
總經銷商	聯合發行股份有限公司
地　　址	231 新北市新店區寶橋路 235 巷 6 弄 6 號 2 樓
電　　話	(02)2917-8022
傳　　真	(02)2915-6275
初　　版	西元 2017 年1月
流 通 費	新台幣 350 元
網　　址	www.facebook.com/joy131499